地震伤残的康复与护理

中国残疾人联合会康复部
中 国 康 复 研 究 中 心　编

编写人员（按姓氏笔画为序）：

王方永　冯建璞　田　罡　刘松怀
刘根林　孙　薇　吴　娟　张　通
张　皓　张晓年　李建军　李晓霞
周天健　洪　毅　赵　军　赵超男
赵辉三　高丽娟　崔寿昌　崔志刚
廖利民　鞠彦合

中国协和医科大学出版社
华夏出版社

图书在版编目（CIP）数据

地震伤残的康复与护理／中国残疾人联合会康复部，中国康复研究中心编．—北京：中国协和医科大学出版社，2008.6

ISBN 978－7－81136－047－9

Ⅰ．地…　Ⅱ．①中…②中…　Ⅲ．①伤残－康复－基本知识②伤残－护理－基本知识　Ⅳ．R640.9　R473.6

中国版本图书馆 CIP 数据核字（2008）第 073008 号

地震伤残的康复与护理

编　　者： 中国残疾人联合会康复部　中国康复研究中心
责任编辑： 谢　阳　韩　鹏

出版发行： 中国协和医科大学出版社　华夏出版社
（北京东单三条九号　邮编 100730　电话 010－65260378）
网　　址： www.pumcp.com
经　　销： 新华书店总店北京发行所
印　　刷： 北京佳艺恒彩印刷有限公司

开　　本： 889×1194　　1/32 开
印　　张： 2.75
字　　数： 56 千字
版　　次： 2008 年 5 月第一版　　2014 年 8 月第二次印刷
定　　价： 6.00 元

ISBN 978－7－81136－047－9/R·047

（凡购本书，如有缺页、倒页、脱页及其他质量问题，由本社发行部调换）

前　言

一般来说，地震会导致各种类型的严重损伤，脊柱脊髓损伤、骨折、脑外伤、泌尿系统损伤等尤为高发。这些损伤可能会给伤员带来终生残疾，各种并发症的出现还会威胁他们的生命，给伤员本人及家庭带来不可挽回的遗憾，给社会带来长期的影响和沉重负担。

地震伤员基本处理原则是挽救生命，预防及减少残疾，预防并发症和用各种方法（医学的、工程的以及教育的方法等）最大限度地开发应用所有的残存功能（包括自主的或反射的功能），通过早期康复和全面康复减少残疾，使伤者能够重新生活自理，并回归家庭和回归社会。

康复医学是继发障碍（残疾）的预防医学，如能遵照康复医学的要求和程序进行严格的康复和功能训练，则可及时防止一系列并发症的发生，对于减少残疾和延长伤者的生命、提高伤残人员生活质量将起重要作用。

地震伤残人员康复治疗的灵魂是预防残疾。

谨以此书献给灾区受伤的同胞，以帮助他们尽快从伤痛中恢复过来，走向新生活。

中国残疾人联合会康复部
中国康复研究中心
2014年8月4日

目 录

一、地震伤残人员心理康复

1. 地震伤残人员心理行为应激反应

地震后，伤残人员的心理行为应激反应多种多样。一部分人在伤残后某一时期内，会出现很兴奋、激动的情绪，如不停地哭、不停地诉说、浑身发抖、做噩梦、失眠、愤怒、地震灾难现场画面常在脑海里出现，并伴有强烈的恐惧情绪。

另一部分人则表现为不愿再提与灾难相关的事和人，拒绝接受灾难的发生和躯体伤残的现实，对震后发生的一切否认和回避。还有一部分人则表现为木僵状态、情绪低落、心理内疚和身体疲乏等。伤残者这些表现，是对突发地震灾害正常的心理应激反应。

2. 地震伤残人员心理自我调整

地震伤残人员心理自我调整，对于减轻心理痛苦，维护心理平衡，战胜伤残、尽快适应地震伤残后新的生活很重要。

地震伤残者要向他人表达自己的压抑、悲伤、害怕、恐惧等情绪。情绪稳定后，要逐步认可发生的一切，相信一切终将过去，未来生活没有想象的那么可怕。要参加社交活动，只有多接触人才能缓解或消除内心的紧张、害怕，才能感受到人间的温暖和快乐。

3. 如何帮助地震伤残人员心理康复

（1）以稳定地震伤残者的情绪为首要目的。重点要认真倾听他们的诉说，允许并鼓励他们表达地震伤残后内心的紧张、恐惧和悲伤，无条件地理解并接纳他们诉说的一切。说话时，声音不要太高，语气要平和，可自然地与他们有身体接触，如握手、轻拍他的肩膀或一只手放在他的肩上等。

（2）努力为地震伤残人员提供医疗、康复和生活保障，让他们充分感受社会温暖和支持，从而树立他们的生活信心。

（3）帮助地震伤残人员逐步面对现实，接受伤残。地震伤残人员情绪比较稳定后，鼓励他们回忆地震伤残的经历，与他们讨论已经发生的事实，帮助他们以积极态度评价、接受目前的现实。

（4）组织地震伤残人员参加集体活动和社会活动，增加他们相互之间，以及与健全人之间的了解和沟通，减轻他们在人际交往中的恐惧心理，帮助他们尽早融入社会。

二、地震后脊髓损伤的康复与护理

（一）脊髓损伤的康复

脊柱脊髓损伤康复与临床治疗应同时开始，尽早进行康复有利于脊髓损伤伤员的功能恢复、减少并发症、提高生活质量。临床医师、康复医师应正确认识脊髓损伤，掌握脊髓损伤的分类诊断和处理原则，正确及时地进行临床处理和开展早期康复，在治疗的同时对伤员及家属进行相关康复教育，才能达到康复的目标。

1．脊髓损伤所致残疾的预防

Ⅰ级预防

主要是指采取必要的措施，防止脊髓损伤的发生。在院前急救及院后急救及检查治疗过程中，应防止搬运过程中损伤脊髓。

Ⅱ级预防

脊髓损伤发生后，预防各种并发症和开展早期康复，最大限度地利用所有的残存功能，达到最大限度的生活自立，防止或减轻残疾的发生。

Ⅲ级预防

在脊髓损伤造成脊髓功能障碍后，应用全面康复措施（医学的、工程的、教育的），最大限度地利用所有的残存功能并适当改造外部条件（如房屋无障碍改造），以便使伤员尽可能地在较短时间内重返社会即全面康复。

2. 脊髓损伤康复目标

脊髓损伤伤员的康复目标主要包括两个方面：独立能力；回归社会。

独立能力

重获独立是康复的首要目标。利用残存功能，结合日常生活活动，培养伤员生活自理能力。

回归社会

伤员和家属不应只满足于伤员生活自理。只有参与社会活动，力所能及地为社会做贡献，才能达到全面康复。

3. 脊柱脊髓损伤康复治疗

时间：伤后第1天开始。

内容：

• 重建脊柱稳定性，外固定、手术内固定等。

• 脊髓脱水治疗等。

• 全身管理，防治多系统功能障碍，预防并发症（压疮、垂足、泌尿系感染等）。

• 医生、护士、家属共同参与，辅助伤员回归家庭和社会。

康复治疗包括三个时期。

(1) 急性不稳定期（损伤后或脊柱脊髓术后约2～4周）

在急性不稳定期，康复训练每日1～2次，训练强度不宜过量。早期康复训练的主要内容包括：

• 关节活动度训练：对颈椎不稳定者，肩关节外展不应超过90度，对胸腰椎不稳定者，髋关节屈曲不宜超过90度。因为脊柱不稳，如果超过上述角度可能会对脊柱脊髓造成二次损伤。

• 肌力训练：原则上所有能主动运动的肌肉都应当运动，以使在急性期过程中不发生肌肉萎缩或肌力下降。

• 呼吸功能训练：包括胸式呼吸（胸腰段损伤）和腹式呼吸训练（颈段损伤），体位排痰训练，胸廓被动运动训练：每日2次适度压迫胸骨使肋骨活动，防止肋椎关节或肋横关节粘连，但有肋骨骨折等胸部损伤者禁用。

• 膀胱功能训练：在急救阶段，因难以控制入量多应用留置尿管。在停止静脉补液之后，开始间歇导尿和自主排尿或反射排尿训练。

(2) 急性稳定期（急性不稳定期后至伤后8周左右）

本时期应强化康复训练内容，每日康复训练时间总量应在2小时左右。此期临床主要治疗已基本结束，伤员脊柱与病情均已稳定，康复成为首位的或唯一的任务。在强化急性不稳定期的有关训练的基础上，增加体位变换与平衡训练，转移或移乘训练，轮椅训练等。由于每个伤员的年龄、体质不同，脊髓损伤平面与程度不同，因此训练的内容、强度均有区别。在训练过程中注意监护心肺功能改变。在运动疗法（PT）、作业疗法（OT）训练室训练完成后，伤员应在病房内在护士的指导下，自行训练。此期内对需用上下肢支具者，应配戴使用训练。

(3) 慢性期

在早期康复结束后，根据伤员情况可以进行一定时间的后期康复训练，其目的是引导伤员回归家庭和社会。

（二）脊髓损伤护理

1. 脊髓损伤后泌尿系统护理

正常情况下脊髓由坚韧的脊柱所保护，因此不会受伤。在地震等灾难中，脊柱很容易受伤。脊柱损伤后，它内部的脊髓也会受到损伤。脊髓受伤后，受它支配的四肢、膀胱、尿道等会失去神经支配，称为截瘫。

（1）脊髓损伤为什么会引起排尿困难？

正常情况下，大脑是指挥排尿的司令部，脊髓是传达命令的通路，大脑的命令通过脊髓传送到膀胱和尿道，膀胱和尿道接到排尿命令后，膀胱收缩，同时尿道松弛，完成排尿。

脊髓受伤后，不能很好地传递大脑的命令，膀胱和尿道失去大脑的指挥，陷入一片混乱，不能正常排尿，就出现排尿困难。

（2）脊髓损伤后会出现哪些排尿异常？

◇ 尿潴留：尿液聚积在膀胱里，非常用力也排不出来。

◇ 排尿困难：能排出尿，但很费力，每次只能排出少量尿，而且感觉排不干净。

◇ 尿失禁：不知不觉有尿漏出。

(3) 脊髓损伤后排尿困难可导致哪些不良后果？

脊髓损伤后由于膀胱尿道失去了大脑的指挥，将会出现各种各样的问题。其中排尿困难或病人“鼓肚子”用力排尿，会导致如下不良后果：

◇ 尿路感染：出现怕冷、发热，小便颜色深、有臭味，腰腹痛，小便化验不正常（白细胞增加）等，严重的感染可危及生命。

◇ 尿路结石：出现小便颜色发红，腰腹痛，小便化验可不正常（出现红细胞），超声检查发现尿路有小石头样物体。

◇ 尿液反流和肾积水：正常情况下，肾站在高处，它产生的尿顺着一条管道（称为输尿管）从高处流到低处，装在膀胱里。正常情况下膀胱和输尿管间存在一个“单向阀门”，排尿时尿液不会返回输尿管和肾脏。如果长时间膀胱内装的尿太多，或者是膀胱内压力太高，“单向阀门”就会被挤坏，尿液就会被挤回到输尿管和肾，肾产生的尿也流不下来，尿堆积在肾，形成肾积水；严重者引起肾功能衰竭。

◇ 肾功能衰竭：肾的主要任务是产生尿，肾脏产生的尿中包含很多有害物质，人通过排尿把有害物质排出体外，保持健康。如果肾不能产生足够的尿，那么身体内的有害物质就不能排出，人就会生病，会出现尿量减少或无尿、无力、消瘦、恶心、呕吐、头痛、昏迷等，严重的将会死亡。脊髓损伤后排尿问题如果得不到恰当处理，就会导致急性或慢性肾功能衰竭。

脊髓损伤后排尿困难可以导致很多严重后果，严重的尿路感染和肾功能衰竭会威胁生命，直接导致死亡!!

因此，脊髓损伤后病人应该在医护人员的指导下积极采用正确的方法排出尿液!

(4) 脊髓损伤后患者应采取哪些措施?

首先强调不能采用错误的排尿方法：在没有得到医生允许的情况下，排不出尿时切忌不要靠挤压腹部排尿（图2-1）。

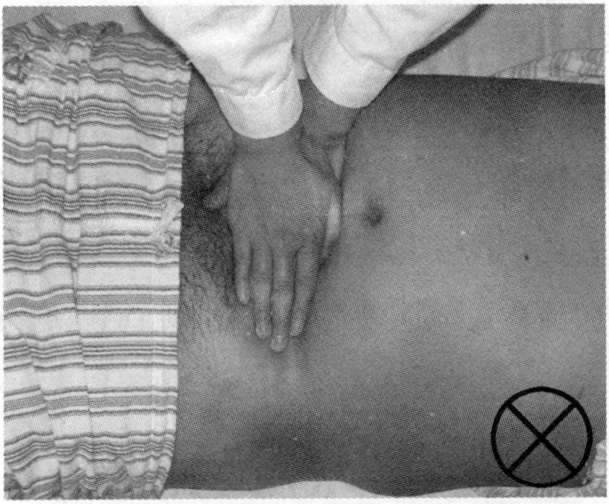

图2-1　挤压下腹部进行排尿（错误的）

也不能通过叩击腹部或者捏压、牵拉尿道强行排尿（图2－2），这样的压迫排尿容易引起肾积水和肾功能衰竭，从而危及生命！

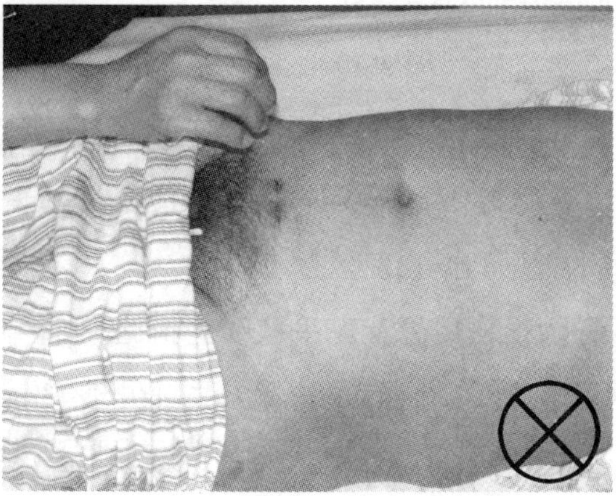

图2－2　叩击膀胱区进行排尿（错误的）

• **留置尿管**：脊髓损伤初期，病人不能排尿时，可以暂时从尿道外口放置一根带球囊的尿管，通过尿管将尿液从膀胱内引流出来，尿管可一直放置，定期更换（2周左右更换1次），直到病情平稳（图2－3）。

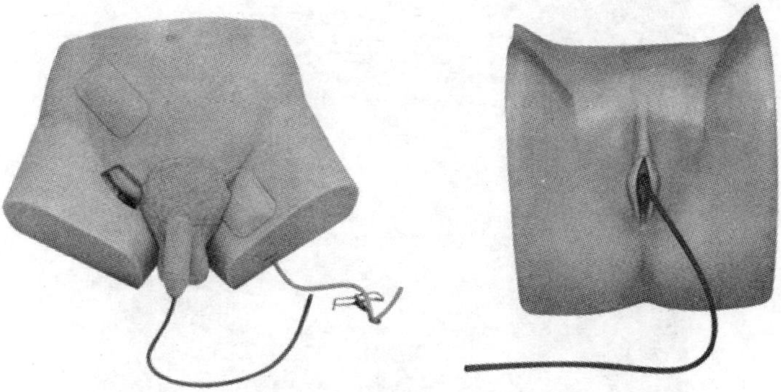

图 2－3　留置尿管示意图

左图为男性、右图为女性

• **膀胱造瘘：**一些需要长期尿道内放尿管的病人，或者若合并骨盆骨折、尿道断裂，不能从尿道放置尿管的病人，可以从下腹部扎一个孔到膀胱，将尿管由此放入膀胱，将尿液直接引流出来（图 2－4）。

• **间歇导尿：**也就是间断导尿；一旦病情稳定，就应该拔出尿道内的尿管进行间断导尿。间断导尿是指间隔一段时间（4～6 小时）就插一次尿管，把尿液通过导尿管排出，这样会减少尿路感染、保护肾脏功能（图 2－5）。

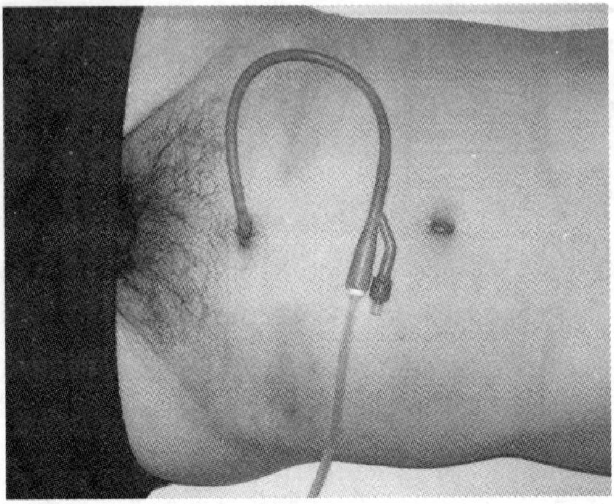

图 2－4　患者的膀胱造瘘图

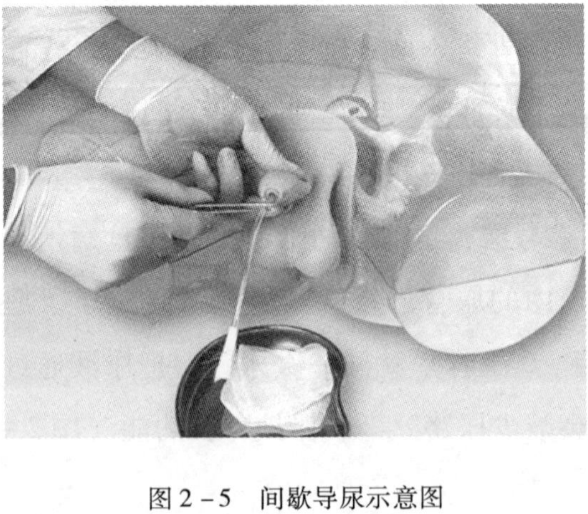

图 2－5　间歇导尿示意图

○ 间歇导尿的方法：每间隔 4 ~6 小时，将尿管从尿道口插入膀胱内将尿完全放出，放完尿液后立即拔出尿管。等待 4 ~6 小时后再次以相同的方法插入尿管放出尿液，然后拔出尿管，如此反复进行，排出尿液。

○ 间歇导尿的优点：

— 使膀胱像正常状态一样有规律的扩张和收缩；

— 病人身体上不用长时间插尿管，减少尿路感染的发生；

— 两次导尿期间病人身上无尿管，方便病人活动或进行其他治疗；

— 保护肾不受损害。

(5) 脊髓损伤后排尿问题的长期处理

脊髓损伤后产生的排尿问题是伴随患者终生的长期问题，病人及其家属或护理人员必须有长期的思想准备，必须重视这个问题，不断学习这方面的正确知识。脊髓损伤病人应该认识到：如果他们不出现肾功能衰竭等严重并发症，他们的寿命将与正常人相同，因此他们应该对未来抱有希望与信心。治疗与康复必须以保护肾功能、维系生命为首要目的，其次才是提高生活质量。

• 脊髓损伤后排尿困难随着病情的变化而变化，因此，应定期进行全面的检查和随访：

— 一旦病情平稳，具备检查条件的患者应去医院进行一项特殊检查（即影像尿动力检查），并根据尿动力检查的结果选择安全的排尿方法，以后每6~12个月复查1次，影像尿动力检查结果是指导正确排尿的重要依据；

— 每3个月左右进行泌尿系统超声检查、肾功能检查；

— 每1个月左右进行尿液常规化验，若出现发热、尿液浑浊、发臭，应及时进行尿液常规化验和细菌培养。

● 在脊髓损伤后的长期生活过程中，一旦检查发现问题，应立即赴医院进行治疗和康复，进行药物治疗或手术治疗。

总之，脊髓损伤后的排尿问题是伴随患者终身的问题，它将直接影响患者的生活质量，甚至直接影响患者的生命！应高度重视脊髓损伤后的排尿问题！只要采取正确的排尿方法，就能避免各种危险情况的出现！

(6) 脊髓损伤后如何预防泌尿系感染?

● 采取正确的排尿方法

○ 初期：留置导尿或膀胱造瘘

◇ 定时更换尿管；

◇ 保持尿道口清洁；

◇ 卧位尿袋低于身体平面，坐位时尿袋于膝以下，防止尿液反流，引发感染。

○ 平稳期：间断导尿

◇ 严格导尿操作方法；

◇ 保持每次导尿量300～400毫升；

◇ 每次导尿完全放出膀胱内尿液。

• 定期检查尿常规和尿细菌培养检查，若出现发热、尿液混浊、有臭味时，立即检查尿液。

• 定期进行尿动力检查，及时调整安全排尿方法。

• 在没有医师允许的情况下，严禁挤压和叩击下腹排尿。

• 若尿化验有白细胞、有细菌生长，无发热时，无需使用抗生素，可口服清热利尿的中药，多饮水，密切观察体温和尿液检测。

• 若出现尿液混浊、臭味，尿化验有白细胞、培养有细菌生长，若发热体温小于38℃，可口服抗生素治疗；若体温大于38℃，给于静脉输入抗生素治疗，同时留置尿管引流。

(7) 脊髓损伤后的泌尿系统的护理

• 留置尿管的护理

◇ 每2周更换1次尿管，根据喝水及输液情况定时开放1次尿管；

◇ 每天早晚清洁尿道口 1 次，男病人注意清洗包皮垢（用淡盐水或新洁尔灭）；

◇ 尿袋每天更换 1 次（如果是防止倒流的尿袋的话每周更换 2 次），尿袋的位置应低于膝盖以下，以防止尿液倒流回膀胱内引起逆行感染；

◇ 保持会阴部的干燥清洁以防止因潮湿导致臀红，湿疹；

◇ 每 1～2 周检查尿常规，同时观察尿液的颜色和气味，如果尿液中有较多絮状物以及气味发臭，这时可进行膀胱冲洗（用生理盐水）；

◇ 在留置尿管期间要多饮水，同时应记录病人的尿量。

- **膀胱造瘘的护理**

◇ 膀胱造瘘管的护理：定时开放尿管，每月更换造瘘管 1 次；

◇ 尿袋每天更换 1 次；

◇ 尿袋的位置应低于膝盖以下；

◇ 造瘘口的护理：造瘘口未长好期间要 1～2 天更换造瘘口周围的纱布，保持造瘘口周围清洁干燥；

◇ 其余注意点同留置尿管。

● **间歇导尿的护理：**

◇ 每4～6小时导尿1次，用12～14号尿管，每次插入导尿管放完尿液后将尿管拔除，每4～6小时再插1次；

◇ 在导尿时，尿管应充分润滑，整个操作过程应轻柔，避免损伤尿道黏膜；

◇ 每日液体摄入量应限制在1500～1800毫升，并要求做到均匀摄入（每小时100～150毫升，包括三餐中的摄水量，如果喝的汤或粥较多的话就要减少喝水的量，晚间要减少饮水量）；

◇ 使每次导尿量控制在400毫升左右；

◇ 避免短时间内大量饮水，以防止膀胱过度膨胀；

◇ 严格掌握间歇时间，每4～6小时导尿1次，每日导尿最好不要超过6次；

◇ 在导尿成功后，应保持尿管位置，直到尿液完全排出，之后不应立即拔除尿管，应在缓慢拔除尿管的同时，屏气增加腹压或轻压膀胱区，以使膀胱彻底排空，没有残余尿存在；

◇ 间歇导尿期间，应定期检测尿常规并做尿常规化验和尿培养检查；

◇ 如病人上肢功能恢复到一定程度，应尽快教会病人进行自己清洁间歇导尿，同时也应教会家属导尿的技术，只有病人自己掌握自家清洁间歇导尿技术，将来病人自我护理、回归社会才有可能。

2. 脊髓损伤后皮肤的护理

脊髓损伤病人由于皮肤感觉障碍，体位不能随意变动，骨突起部位皮肤、皮下组织受压很易发生皮肤坏死，即形成褥疮（又称压疮），截瘫病人一旦褥疮发生后由于支配皮肤的神经营养差，再加上发热，低蛋白血症等因素，褥疮不易愈合，所以对于褥疮应以预防为主。

- **褥疮的好发部位**

常见于骨突起明显处，如骶尾部、大转子和足跟，其次为外踝、腓骨头，高位截瘫者肘部及后枕部（行颅骨牵引者）亦可发生（图2－6）。

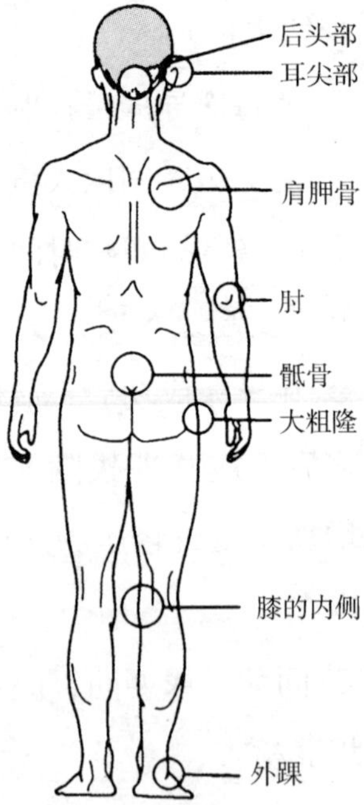

图2－6　压疮的好发部位

卧床患者预防压疮的关键是定时翻身。每1～2小时轴向翻身1次（图2－7）。仰卧位←→侧卧位←→俯卧位。翻身时防止拖、拉，防止手用力拉拽臀部皮肤。

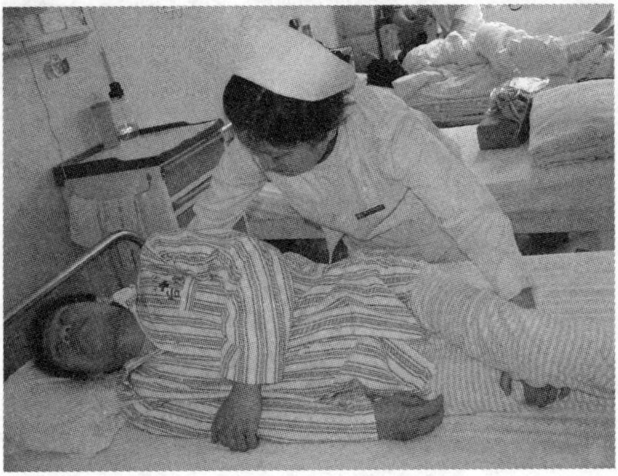

图 2－7

仰卧位时，用棉垫将足跟垫起（图 2－8）侧卧时用软垫将双腿膝关节隔开。保持床单清洁，干燥无皱折及保持伤员皮肤的清洁与干燥。每次翻身洗澡时均应检查患者皮肤，皮肤颜色改变，局部硬结发红、发紫、起水泡应禁止局部再次受压。如有水泡不要自行挑破，防止感染。

患者乘坐轮椅时，每半小时用双手将身体支撑起 15 秒（图 2－9）或上半身尽力前曲贴近大腿，以缓解坐骨结节部位的压力。乘坐轮椅时防止身体前滑，对骶尾部皮肤过

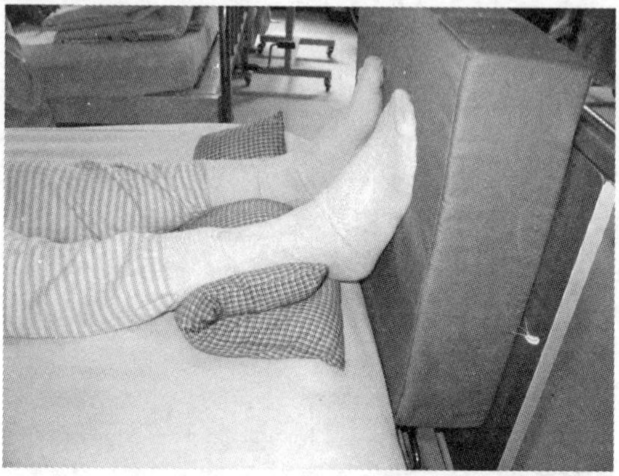

图 2－8

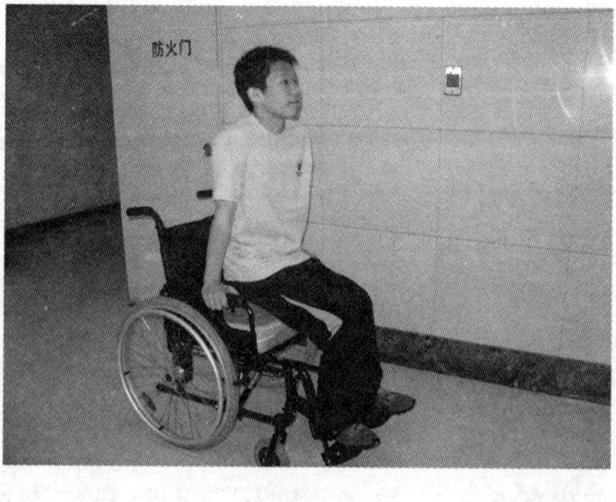

图 2－9

度牵拉，导致压疮。

3．脊髓损伤后排便护理

脊髓损伤病人一般保持 2～3 天一次大便即可，养成定时排便的习惯。调节饮食，多食含纤维素较多的食物，如青菜和水果，刺激肠蠕动，促使排便。可由右下向左向下进行腹部按摩。必需时可使用润肠缓泻药，如通便灵、果导、开塞露等。如有大便失禁，粪便浸泡肛门周围，容易引起皮肤糜烂，诱发褥疮。此时应及时处理，用清水将肛周皮肤洗净，涂抹防护油。

4．脊髓损伤后呼吸系统护理

注意观察病人呼吸情况，如有呼吸困难、憋气、咳嗽应立即通知医生。平日患者应进行呼吸功能训练：如深呼吸练习，大声说话。

经常给患者翻身拍背（图 2－10），叩击时五指并拢弯曲，由胸下部向上，由两侧向中央拍击患者背部。鼓励患者自行排痰，力量不足时，帮助排痰，让患者先深呼吸，护理人员用双手紧压患者肋弓下部，随患者呼吸节奏同步用力，使患者将痰咳出。力量不宜过大，以免加重损伤脊髓神经或导致脊柱骨折。

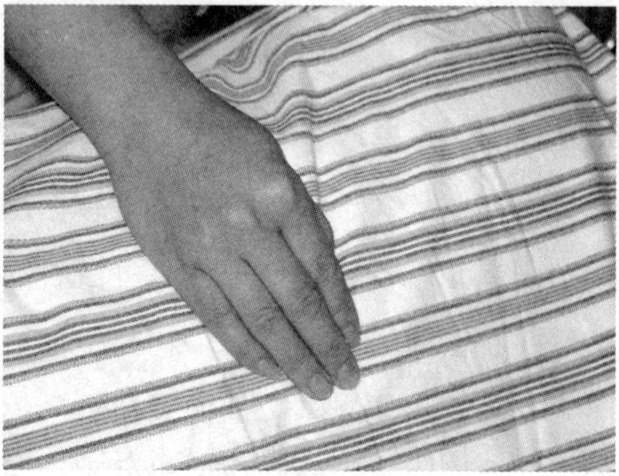

图 2 – 10

5. 脊髓损伤后高热护理

高位截瘫患者因散热差，经常出现高热，应保持室温适宜，在夏季采取通风和降温措施。一旦体温升高时，可使用物理降温的方法，减少盖被，可采用温水擦浴（擦四肢、腋窝、腹股沟）、冰袋（前额、颈两侧）、风扇等降温。如高热不退应及时就医。

6．脊髓损伤后体位性低血压护理

颈髓损伤患者坐起或站立时表现为头晕，面色苍白，心率加快，血压降低甚至意识丧失。为避免患者发生上述不良反应，要对患者做如下护理：抬高床头训练，角度从小逐渐加大到90度，坐90度能坚持1小时后，可乘坐轮椅。下床前带好腰围，穿弹力袜。患者乘坐轮椅时，如出现低血压症状，立即将轮椅前轮跷起（图2－11），使患者处于半卧位或平卧位，待患者症状缓解后，将轮椅放平。如不能缓解，立即将患者平放床上。

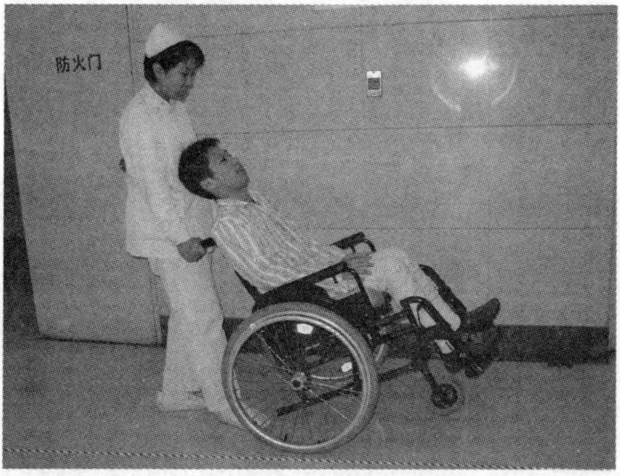

图2－11

7. 脊髓损伤后自主神经紊乱的护理

颈髓损伤致四肢瘫痪的患者，可突然出现头痛、大汗、憋气、皮肤潮红、心动过速或心率徐缓、血压增高等表现，称为自主神经反射亢进，可因损伤部位以下不良刺激（如膀胱充盈、褥疮、肌肉痉挛、便秘）引起。护理上要注意观察，出现以上症状，立即采取头高位，并尽快排除诱因。检查膀胱是否充盈，有留置尿管的患者检查尿管是否通畅。如患者因为便秘不能排出大便，应立即协助排便。检查衣服、鞋袜是否合适。如不能缓解，可给患者服用降压药，以缓解症状。

8. 脊髓损伤后心理护理

脊髓损伤对患者机体造成的伤害难以治愈，对于患者的心理打击也非常严重。护理人员要了解患者心理变化，针对不同心理表现，采取不同的护理措施。家属要细心观察患者，给患者温暖，鼓励他们克服依赖心理，完成各种训练任务，早日达到康复的目标。让患者将他们的喜、怒、哀、乐表现出来，让他们内心深处的痛苦得以宣泄，从而帮助患者很好地完成康复治疗。

9. 脊髓损伤后骨质疏松的预防

患者长期卧床，瘫痪肢体因失用致肌萎缩和骨质丢失，形成骨质疏松，甚至发生病理性骨折。为预防骨质疏松，每日患者应站立或行走 2 小时以上，加强主动运动和被动运动。增加日照时间，进食一些含钙较高的食物，如牛奶、豆制品、排骨等。

三、地震后泌尿系统损伤的康复与护理

在地震等灾难中，人体泌尿生殖系统经常会受到损伤，包括肾脏、膀胱、尿道、阴囊等损伤。

1. 人体泌尿生殖系统的组成

人体泌尿系统（图3－1）包括，肾脏、输尿管、膀胱和尿道，负责尿液的产生、运送和排出。人体生殖系统包括阴囊内的睾丸等，负责生殖功能。

2. 泌尿系统损伤通常产生的严重后果

泌尿系统损伤后通常导致两方面后果：一是出血，严重者可休克死亡；二是尿液不能顺利排出体外。

3. 肾脏损伤

图3－2。

肾脏损伤严重程度决定了不同的表现和后果。

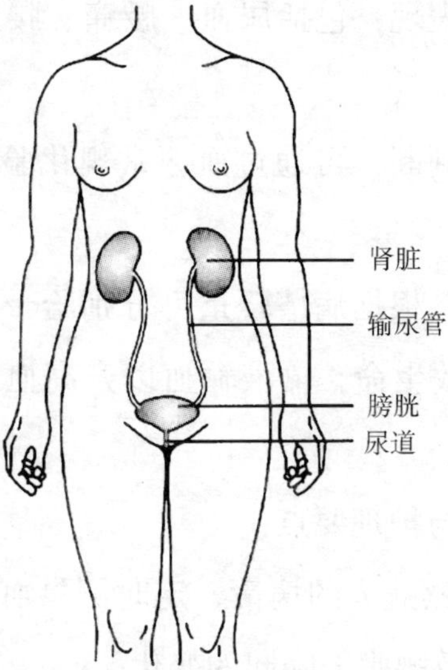

图 3－1　人体泌尿系统的组成示意图

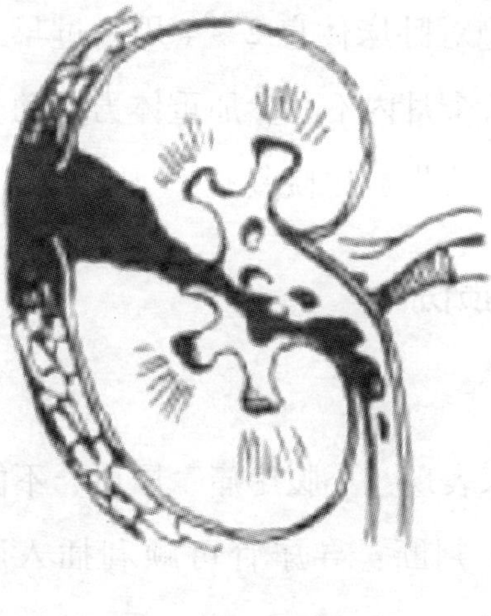

图 3－2　肾脏损伤示意图

肾脏从中间断裂开。

（1）临床表现：包括尿血、腰痛、腰腹部隆起等，严重者出现休克。

（2）初步判断：可通过血尿常规化验、B 超等检查进行初步判断。

（3）处理：根据病情轻重可分别给予不同处理，病情重者要紧急抢救生命，输液输血以升高血压，赶快把伤者平卧抬往医院。

（4）康复与护理要点：

◇ 密切观察病人的病情，定时测量血压、脉搏，观察尿的颜色深浅及腰腹部隆起的变化。

◇ 稳定病人的情绪。

◇ 病人绝对卧床休息 2～4 周，过早过多活动可引起再出血。2～3 个月内不宜参加重体力劳动。

◇ 恢复后定期到医院复查。

4. 膀胱损伤

图 3－3。

（1）临床表现：小腹疼痛、尿血、不能排尿等。

（2）初步判断：导尿管可顺利插入膀胱，但无尿流出；B 超检查。

（3）处理：留置导尿管、膀胱造瘘、手术治疗。

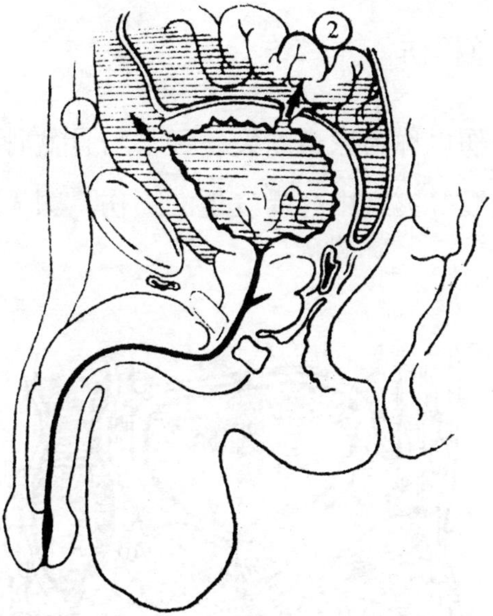

图3－3　膀胱损伤示意图

膀胱从底部破裂（两个箭头所示）。

（4）康复与护理要点：

◇ 密切观察病人的病情变化，保证输液输血静脉通路的通畅。

◇ 保证导尿管或膀胱造瘘管引流的通畅，避免血块堵管。

◇ 膀胱造瘘口的消毒与护理，尿道口的消毒与护理，

美国教育家 卡耐基	朝着一定目标走去是“志”，一鼓作气中途决不停止是“气”，两者合起来就是“志气”，一切事业的成败都取决于此。

拔管后逐渐进行膀胱的康复训练。

5. 尿道损伤

尿道损伤也称为尿道断裂，经常与骨盆骨折同时发生，所以也是地震等灾害中容易发生的损伤，图3－4。

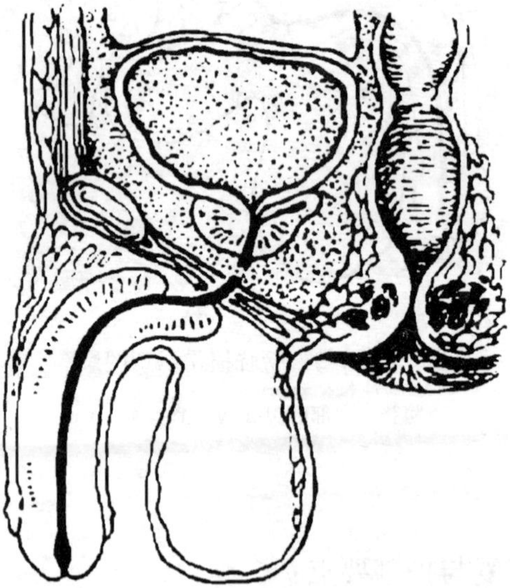

图3－4　尿道损伤示意图

尿道从靠近膀胱处断裂，尿液外渗到膀胱周围。

（1）临床表现：包括小腹疼痛、不能排尿、尿道流血、下腹或阴囊肿胀等。

（2）初步判断：插导尿管、骨盆等X线检查。

（3）初步处理：输液输血以升高血压，赶快把伤者平卧硬板抬往医院，根据病情行手术治疗：膀胱造瘘、尿道会师手术、尿道吻合术。

（4）康复与护理要点

◇ 密切观察病情变化，保证输血输液管道通畅，让病人平卧，勿随意搬动，以免加重损伤。

◇ 行膀胱造瘘者保证造瘘管的通畅，造瘘口的消毒护理，引流尿液的颜色和量的观察。3个月后行尿道修补手术。

◇ 尿道会师手术的患者，保持膀胱造瘘管和尿管通畅，注意造瘘口和尿道外口消毒，引流袋的更换。进行膀胱训练，观察排尿情况，早期进行尿道扩张，预防尿道狭窄。病人必须坚持定期回医院进行尿道扩张。

◇ 尿道吻合术：术后病人必须坚持定期尿道扩张。

6. 阴茎和阴囊外伤

（1）临床表现：阴茎损伤主要表现为阴茎肿胀、出血、离断等。阴囊与睾丸损伤主要表现为阴囊肿大、淤血、疼痛等。

（2）初步判断：检查主要是局部视诊和触诊，必要时彩超检查。

（3）初步处理：治疗主要是保守和手术治疗。

（4）康复与护理要点：卧床休息，抬高阴囊，局部冷敷或热敷，密切观察患者局部病情变化，若血肿不断增大，怀疑睾丸破裂等应及时手术治疗。

四、地震后四肢骨折伤员的康复与护理

四肢骨折是在地震、塌方等灾难中最常见的创伤。受伤的病人在经过抢救治疗后，应了解如何康复训练，有利于骨折愈合，减少残疾，尽快恢复工作和学习能力。

1. 四肢骨折后一般注意事项

（1）饮食：四肢骨折后，会有一定的全身反应，如体温升高、疲惫、食欲不振等，这是机体对创伤之后的正常反应，会随着时间的推移逐渐消失。伤后几天，饮食应该清淡，易于消化，不要吃生冷、油腻、酸辣太多，少食多餐。

（2）疼痛：骨折和手术后1～2天比较疼痛，医生会给与止痛针或药品，疼痛会逐渐减轻，出院后如果疼痛加重，要立即找医生。

（3）肢体肿胀：伤后或术后伤肢肿胀，除了用消肿药外，应该加强肌肉的主动收缩活动，抬高伤肢，还可以轻柔地按摩，但应避免暴力。

2. 四肢骨折治疗后注意事项

四肢骨折主要有以下几种治疗方法：①打石膏和夹板；②皮牵引或骨牵引；③手术切开固定；④手术外固定架固定；⑤特殊骨折可作关节置换等。

（1）经过石膏和夹板固定的病人（图 4－1，图 4－2）需注意

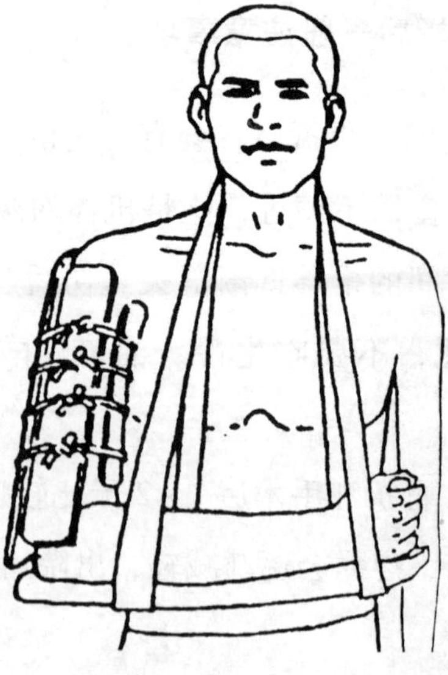

图 4－1　夹板

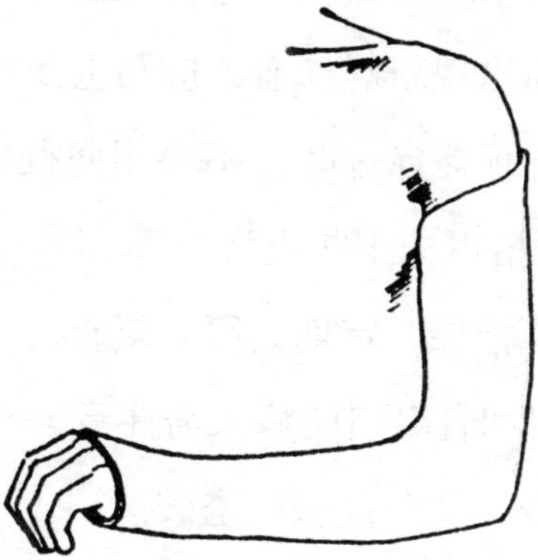

图 4－2　石膏

◇ 应将肢体用枕头或者支架略抬高，有助于血液回流和消肿。

◇ 注意观察伤肢的血运，若发现伤肢严重肿胀、皮肤发凉或发紫发白、疼痛加重或发麻，应立即找医生处理。

◇ 注意感觉石膏或夹板内有无固定性疼痛，若有固定性疼痛应及时拆开石膏或夹板，马上去医院。

◇ 保持石膏或夹板的清洁干燥，避免水泡和重物压迫。

◇ 若肿胀消退或石膏夹板松动时，应马上去医院重新固定。

◇ 下肢石膏固定时，患肢不能踩地，以免石膏折断。

◇ 注意伤肢末端的保暖，避免冻伤。

◇ 石膏表面出现新鲜渗血，应马上找医生处理。

◇ 石膏内出现瘙痒等时，不要用坚硬物搔抓，会损伤皮肤，可以用酒精擦抹皮肤止痒。

◇ 听从医生指导，定期去医院复查。

(2) 皮牵引和骨牵引的病人需注意

◇ 定时翻身，避免皮肤压疮破溃。

◇ 病人应多做深呼吸和拍背，多饮水，防止感染。

◇ 多吃蔬菜、水果，防止大便干燥。

◇ 骨牵引的患者，针孔应保持干燥，每天酒精消毒两次。

(3) 手术切开固定的病人需注意

◇ 保持伤口敷料清洁干燥，一般伤口 12 天左右拆线，特定部位的伤口拆线听从医生建议。

◇ 伤口若出现红肿或流脓，应马上去医院。

◇ 体温超过 38℃以上者，及时打开敷料，观察创面有无红肿、热、痛等情况，同时按医嘱合理使用抗生素。

◇ 根据骨折愈合情况，决定什么时候取出钢板、螺钉，老年病人一般可不取出。

(4) 外固定架的病人需注意

◇ 保持外固定支架位置正确，术后伤肢抬高 20°～30°，减轻肿胀。

◇ 由于外固定支架的螺钉直接与体外相连，容易继发感染，应保持钉孔周围皮肤清洁干燥，可用酒精滴注钉眼，每天 2 次。

◇ 注意观察伤肢的血运，若发现伤肢严重肿胀、皮肤发凉或发紫发白、疼痛加重或发麻，应马上去医院。

◇ 注意变换体位，防止某一部位长时间受压。

◇ 体温超过 38℃以上者，及时打开敷料，观察创面有无红肿、热、痛等情况，同时按医嘱合理使用抗生素。

◇ 病人及家属不能随便拆卸或松动固定支架的螺丝钉，以免引起支架松脱，导致骨折的移位。

◇ 定期复查，骨折愈合后，拆除外固定架。

（5）骨折后的功能锻炼

骨折后的功能锻炼是非常重要的，保守治疗和手术后的病人应该进行早期功能锻炼，这样能促进骨折愈合，缩短骨折愈合时间，防止关节粘连、肌肉萎缩等。

- 骨折早期　伤后 1～2 周内，患肢较肿胀疼痛，此时主要锻炼方法是肌肉舒张、收缩活动，原则上骨折部上下关节暂不活动，身体其他关节都应适当活动。上肢肌肉的锻炼是用力握拳和屈伸活动手指，反复进行。下肢肌肉的锻炼是收缩和放松大腿肌肉，勾脚踝和活动脚趾，能消肿。

• 骨折中期　2 周后伤肢肿胀消退，局部疼痛逐渐消失，应继续肌肉的舒缩活动，同时逐步活动骨折上下关节，动作应缓慢，活动范围由小到大，逐步加大活动力量和范围，要特别注意的是关节活动不能太剧烈，同时应询问医生哪些活动不能做。

• 骨折后期　骨折愈合后，主要是加强伤肢各关节的主动活动锻炼，使关节能迅速恢复正常的活动范围。对活动受限的关节要特别加强锻炼。

功能锻炼应在医生的指导下进行，每个病人的伤情、年龄、身体条件、营养状态都不一样，要根据不同的病人制定锻炼计划，所以，一定要听从医生的建议。功能锻炼应从手术后开始一直完全康复，这是一个长期的过程，不能半途而废。

功能锻炼以肌肉关节的主动活动为主，被动活动为辅，主动的肌肉和关节活动可以防止肌肉萎缩，增加关节的活动范围。必须加强重点关节的锻炼，也不能忽视周围的关节，如腕关节骨折，既要活动腕关节，也要注意活动手指关节和肩、肘关节。注意功能练习时的各种反应，如有明显不适，应找医生指导。

3. 常见骨折的功能练习

（1）上臂骨折（肱骨干骨折） 骨折固定后，开始练习指、掌、腕关节活动，并收缩上臂肌肉，不要旋转上臂，不要提东西。2～3 周后练习肩、肘关节活动，骨折后期全面练习肩肘关节：如伤肢摸对侧肩部，摸后脑（图 4－3），划船动作等。

（2）前臂骨折（尺桡骨骨折） 初期可练习手臂的肌肉活动，用力握拳（图 4－4），用力伸开手指的动作（图 4－5）。2～3 周后开始练习肩肘腕等关节活动，范围和力量逐步增加，不要做前臂旋转活动，后期练习前臂旋转活

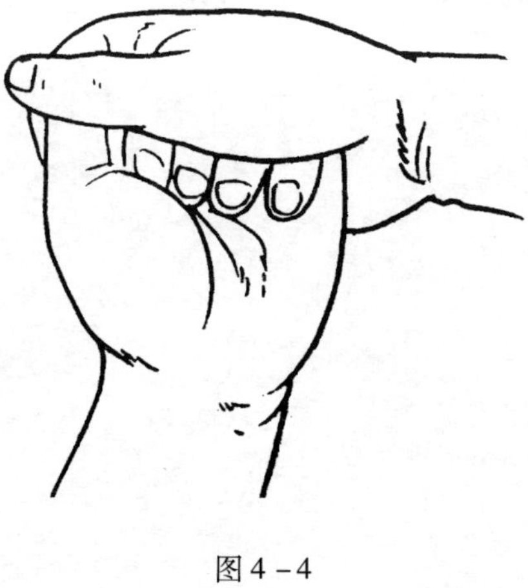

图 4－4

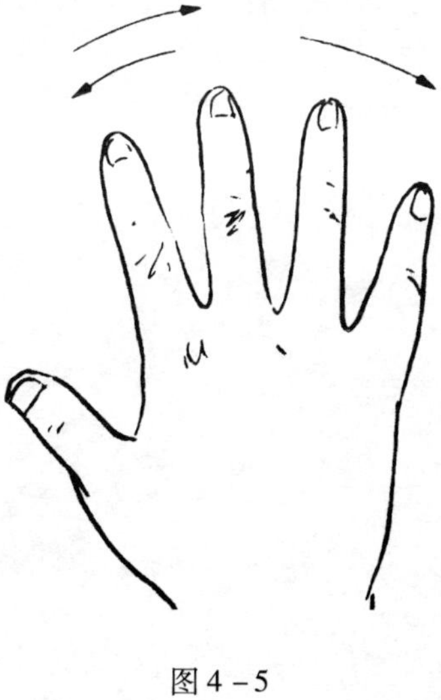

图 4－5

动，充分练习各关节活动。

（3）下肢骨折（股骨骨折、胫腓骨骨折）手术固定后，早期抬高伤肢，做大腿肌肉收缩活动，根据医生指导活动膝关节等关节，什么时候下地听从医生指导，下地后开始不能完全用力，应用双拐或单拐，伤肢部分用力，用单拐时拐应放在好腿的一边。骨折完全愈合后，可以完全用力。

总之，四肢骨折的病人，一定要听从医生建议，按时到医院复查，按要求做功能练习，这样能更快更好的恢复。

五、地震伤残截肢者的康复与护理

截肢后，病人肯定会丧失身体的一些功能，具体的说，上肢截肢的病人失去的主要是手的劳动能力，下肢截肢的病人主要失去了行走的能力。

截肢后的病人如果想恢复失去的功能，就需要佩戴假肢。现代的假手可以模仿人的手进行一些简单的动作，假腿可以很好的帮助截肢的人行走。

但是，不是每一个截肢的人穿上假肢就可以发挥出最佳的功能，要达到这个目标，需要截肢的病人尽早开始康复锻炼。在这个过程中，需要医生和病人紧密配合，病人的家属也要积极参与进来。

1. 截肢皮肤的护理

病人一旦接受了截肢手术，首先面临的问题就是伤口的愈合。对于因为外伤截肢的病人来说，残肢端皮肤的坏死是一个常见的问题。坏死的表现就是伤口周围、甚至更广泛的范围出现皮肤的变白、发凉，以后渐渐变黑、变硬甚至流水、化脓。

如果伤口的地方出现这些问题，应该立即找医生治疗。

2. 截肢感染的护理

手术后的另一个问题就是感染。这也是外伤截肢者的常见问题。轻度的感染一般用一些抗菌药物、做做理疗就可以治好，严重的感染需要再手术。如果感到手术的地方总是很痛，特别是一跳一跳的痛，就要及时找医生。

3. 预防截肢畸形

如果伤口没有发生上面说的问题，就可以开始康复锻炼了。

对于截肢的病人来说，刚手术完的时候要卧床休息一段时间，然后可能会有一段时间要坐轮椅或者拄拐，这段时间最容易产生的问题就是：因为身体长时间的处于某个姿势，结果引起关节的变形或者活动障碍。下面图中的姿势都是截肢病人应该尽量避免的。

图 5 –1 这个病人左小腿做了截肢手术，他这样躺着的时候会感觉手术的地方比较放松，比较舒服，但时间长了，他的膝盖和髋部就伸不直了，将来会影响假肢的穿戴。吸烟的病人可能会觉得吸烟能减轻伤口的疼痛，但实际上吸烟会影响伤口的愈合。

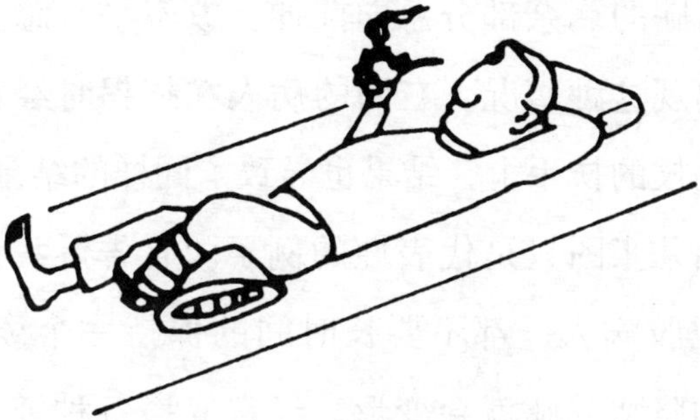

图 5－1

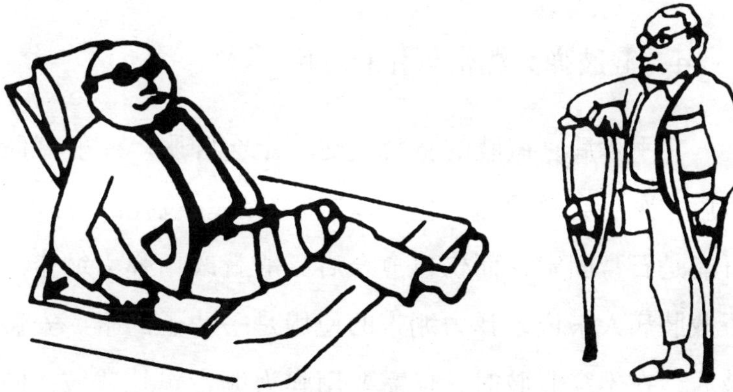

图 5－2

图5－2左图大腿截肢的病人由于经常坐着，很快他就发现他右腿的剩余部分总向前伸，放不平。总坐轮椅的病人也会出现这种情况。右图的病人在拄拐时经常把剩余的腿架到拐杖的扶手上，结果也导致了同样的结果。

上面几张图只是代表性的例子。它告诉我们，无论什么样的截肢病人，都不要长时间的保持一个姿势。否则，他剩余的胳膊或腿就会变形。经常变换各种姿势，可以有效的预防这个问题。对于上面的大腿截肢的病人，只要每天趴2到3次，每次半小时左右，就可以预防腿伸不直的问题。

4. 截肢弹力绷带包扎的应用

在手术后，截肢的胳膊或腿一定会肿胀。一般截肢手术后，医生会做适当的包扎以减轻肿胀。包扎的方式早期可能是石膏固定，而伤口愈合后一般就改用弹力绷带。对于截肢病人来说，弹力绷带的使用是一辈子的事。安装假肢后，在不穿假肢时，也需要用弹力绷带包扎残肢，防止其发生肿胀引起假肢穿不上。因此，病人康复的早期就应该学会正确使用弹力绷带。胳膊的弹力绷带包扎如图5－3所示。

注意：包扎的时候要先从最远端开始，绷带要螺旋形

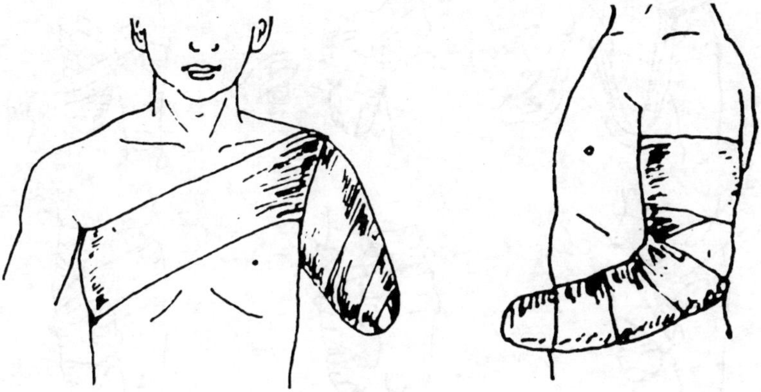

图 5 – 3

缠绕，防止环形勒紧，靠近近端的时候可以松一点，左图显示最后在胸部缠绕防止绷带脱落。

大腿部的弹力绷带包扎如图 5 – 4 所示。

在大腿包扎弹力绷带的时候，尤其要注意最后向腰部缠绕的时候不要拉得太紧，以免包扎完毕后大腿被拉向前方。

小腿部的弹力绷带包扎如图 5 – 5 所示。

普鲁士军事理论家克劳塞维茨	坚强是反映意志对猛烈打击的抵抗力，顽强是反映意志对持续打击的抵抗力。

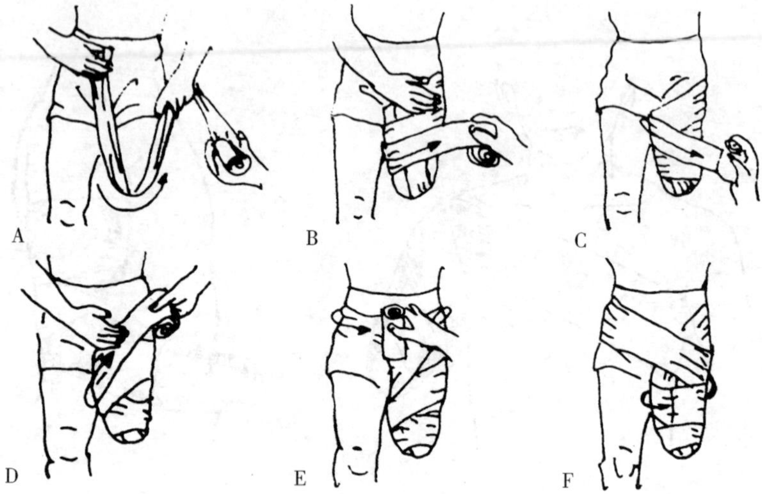

图 5-4

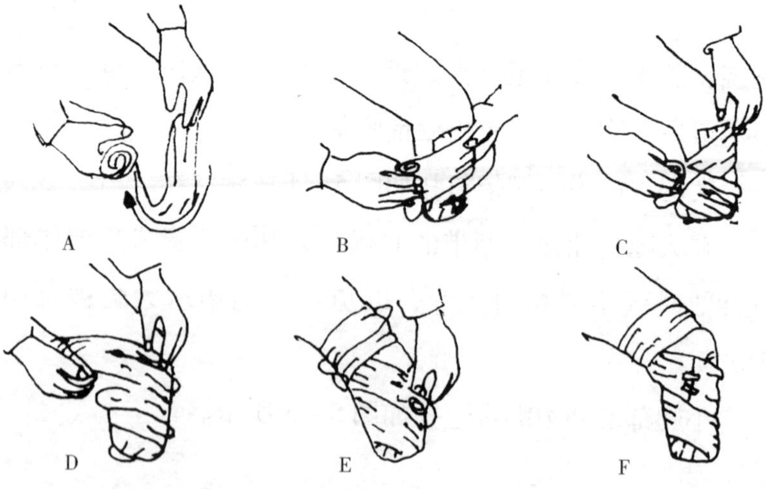

图 5-5

给小腿包扎时，注意膝盖处的髌骨要尽量露出来，膝盖的后面和上面不要包扎得太紧，以免影响关节活动。如果小腿剩余的部分比较长，也可以只包扎到关节以下的部位。

5. 截肢的运动训练

一般来说，四肢的伤口会在半个月左右得到初步愈合，但是深部组织比如肌肉，要长牢固往往需要一个月甚至更长的时间。所以，早期的肌肉收缩练习要在控制下进行，以免影响伤口愈合。

大多数病人在手术后 3 天左右，伤口的疼痛就开始减轻了，就可以开始肌肉的收缩练习了。这个时候一般最靠近截肢部位的那个关节有石膏固定，不能活动，只能主动练习控制这个关节的肌肉绷劲儿，而那些没有被固定的关节，只要活动的时候不感觉伤口痛，就要尽早活动。让病人自己动起来，要比家属帮他活动效果更好。一旦石膏拆掉，所有的关节都要让病人自己充分活动，每次活动时都要完全活动到最大角度并且保持 5 秒钟以上，千万不要让关节只在一个很小的范围里反复、快速活动。

前面讲过，大腿截肢的病人要经常趴一趴，以防止大腿伸不直。在趴的时候，就可以用力向后伸大腿，家属可以在病人练习伸腿的时候给一定阻力，如图 5 – 6 所示。

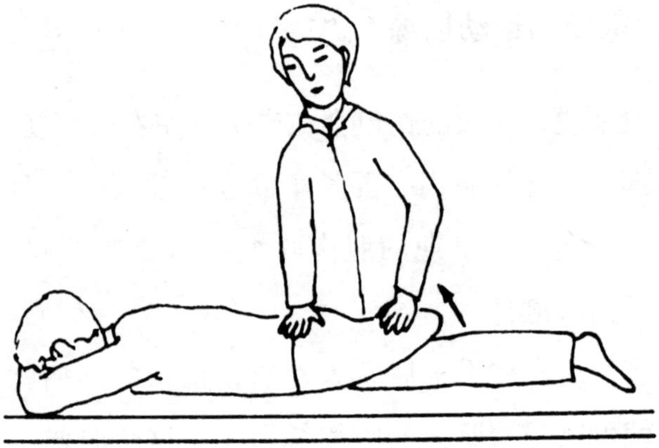

图 5 – 6

这样的练习应该每天早、中、晚分开进行，每次做 3 到 5 组，每组做 10 到 15 次。具体要根据病人的体力来调节。

大腿截肢的病人还要重点进行大腿侧方活动的肌肉力量练习，如图 5 – 7。这个练习也可以让病人侧卧来进行，就可以同时练习大腿各个方向的活动。做肌肉力量练习的时候要注意与呼吸的配合，一般是发力的时候吸气，放松的时候呼气。

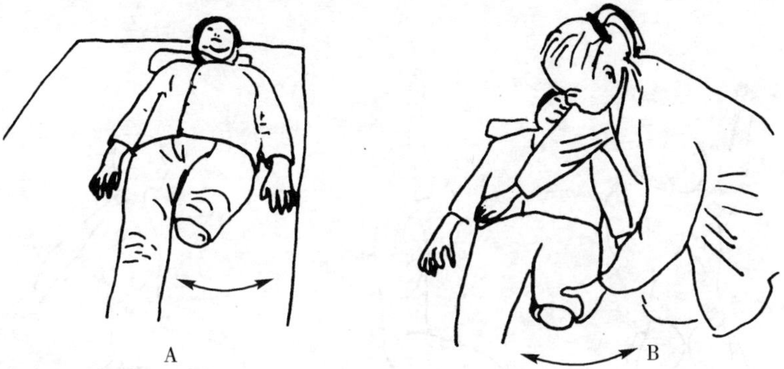

图5－7

小腿截肢的病人需要重点练习膝关节的活动，如图5－8所示。也可以在阻力下进行。

胳膊截肢的病人，一定不要忽视肩关节的主动活动。练习的方法如图5－9。

上面的练习是针对截肢的肢体的，其他没有手术或没有受伤的肢体也要训练，方法可以参照正常人的健美练习方法。

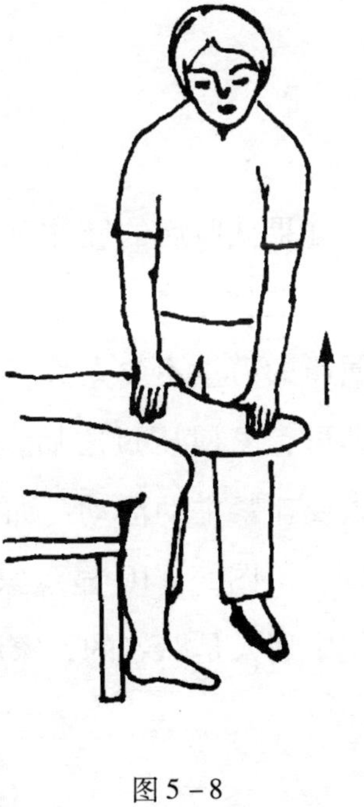

图5－8

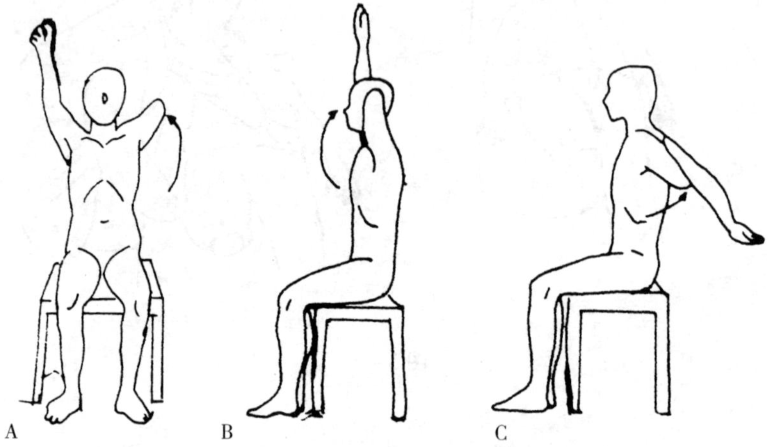

图 5 – 9

如果截肢后的肢体已经出现了活动受限制的情况，比如说膝盖伸不直了，就需要病人家属帮他压直。要注意：家属压的力量不要太大，使病人关节周围的组织能感到绷紧即可，家属压过之后，如果关节的活动范围有所增加，病人要抓紧主动活动，如此交替进行，一般关节活动都会有改善。图 5 – 10 显示家属帮助病人伸直膝关节的手法，左图中病人是趴着的，家属从后面帮他压直关节。

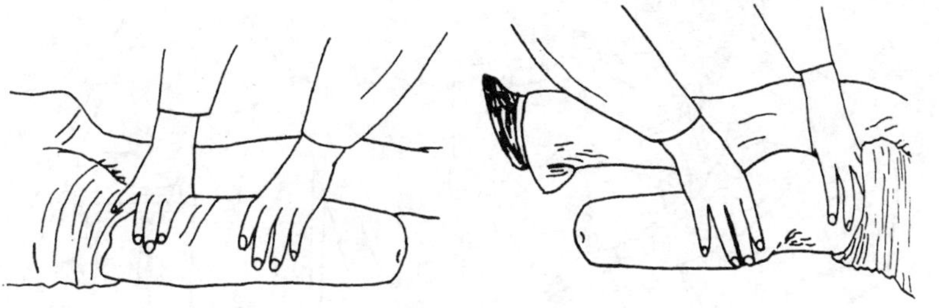

图 5 - 10

病人截肢后，一般一个月左右，伤口愈合就比较牢固了，这时候就可以进行一些残端的练习，为将来穿假肢做准备。开始的时候可以轻轻地拍打或按摩残端，使它适应外界的刺激。如果不痛，就可以试着做一些负重的练习。如图 5 - 11。

如果病人的胳膊做了截肢，结果对病人的平衡能力影响还比较小，除非是两个胳膊都截肢了。如果病人截去了腿，对他的平衡能力的影响就比较大了。在上图中，右面的病人在练习到用残肢端负重比较好的时候，可以放开双手，晃动上身，试着把身体的中心在两条腿之间来回移动，重点练习残肢完全负重时保持身体平衡。

一条胳膊截肢的病人，如果截去的是好用的那只手，

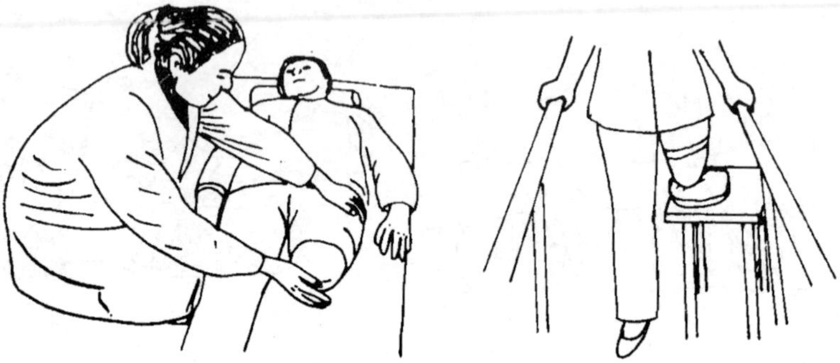

图 5－11

就需要训练另外一只手，把它练成好手。不仅是练习力量，重点是练习灵活性。方法之一就是练习画图、写字。可以使用幼儿画图的教材，由浅入深，由易到难练习。在儿童，特别是幼儿，如果双手都截肢了，可以训练双脚的灵活性，往往能达到惊人的效果。

6．截肢病人的其他相关知识

（1）截肢的病人在刚刚手术后会感觉到截掉的那部分身体还存在，甚至还会感觉到那里痛，这称为幻肢感和幻肢痛。一般这种现象会逐渐减轻，大部分病人到截肢后半年左右就基本缓解了。如果这种感觉一直比较强烈，应该及早找医生治疗。目前可以采取一定的药物治疗或心理治疗。有些病人反映，在截肢后经常提醒自己已经截肢了，可以很快消除这种现象。

（2）地震中受伤的病人往往合并有多种外伤，可能会在截肢后卧床很长时间。在这段时间里，除了要在床上坚持活动没有受伤的身体部位外，还要注意：不要摄入过多的营养，以免身体迅速肥胖。

（3）截肢后，在病人的身体内部留下了骨骼、肌肉和神经的断面。正常的人体在这些切断的部位会表现出很强的再生能力，结果可能将来在骨骼的残端形成骨刺或滑囊，神经断端形成假性神经瘤，儿童截肢后也可能随着发育出现畸形等问题，有可能需要再手术治疗。病人和家属对此一定要有心理准备。

六、脑外伤的早期康复与护理

1. 脑外伤的临床表现

颅脑外伤的临床症状表现是由受伤的轻重程度决定的，轻微颅脑外伤可仅有头皮血肿，重的脑外伤的症状可出现以下表现：头痛、恶心、呕吐，头痛呈持续性胀痛，呕吐一般为喷射性呕吐。意识障碍，由轻至重可分为嗜睡、昏睡、浅昏迷、昏迷、深昏迷。生命体征改变，体温、呼吸、脉搏、血压可以反应颅脑损伤的程度。其他表现如头晕目眩、耳鸣。记忆力减退、注意力难以集中、易疲劳、智能减退、失眠等也是很常见的。自主神经功能失调的表现为心悸、血压波动、多汗、月经失调、性功能障碍等。

2. 脑外伤后的功能障碍

脑外伤后既有局灶性症状，如偏瘫、失语等，又有全面性脑功能障碍，如昏迷、认知障碍等。由于脑损伤的方式复杂多样，所以导致的功能障碍也是复杂多样，这就要求对这些功能障碍进行详细的功能评价，才能制订出有针对性的康复治疗方案，使脑外伤病人得到最大限度的恢复。常见的功能障碍有：

（1）意识障碍：昏迷的主要表现是不能与人进行交流，不能说话、不能遵从指令。脑外伤持续昏迷 1 年以上才能达到持续植物状态的标准，所以对脑外伤昏迷的病人，不要轻易放弃康复治疗。昏迷严重程度临床一般用 Glasgow 昏迷量表（GCS）来评定，小于 8 分可确定昏迷。

（2）认知障碍：脑外伤后认知障碍比较常见，表现为学习、记忆、计算等能力下降，有些表现为注意力不集中、不认人认路、处理事情的能力减退等障碍。

（3）行为障碍：脑损伤的行为异常表现为精神障碍、淡漠、性欲亢进、情绪异常等。

（4）感觉障碍：包括痛温觉、触觉、关节位置觉、运动觉、平衡觉等障碍，其中关节位置觉、运动觉、平衡觉影响运动功能的恢复。

（5）运动功能障碍：运动功能障碍是脑外伤的主要功能障碍，也是影响病人日常生活能力、生活质量的主要障碍。主要有偏瘫、肌力弱、肌肉痉挛、平衡障碍、共济失调、不自主运动等。

（6）失语症：主要表现为患者与人不能正常交流，患者的听理解障碍、表达困难、阅读和书写障碍等。

（7）吞咽障碍：吞咽障碍影响病人的进食和营养，进而影响患者的体力和功能恢复。严重吞咽障碍要经鼻胃管喂养。

（8）癫痫：癫痫一般在外伤后的3～6月开始出现，出现癫痫大发作时应放平患者，头向一侧偏，用小毛巾垫牙防止牙咬伤舌头和窒息。

（9）大小便功能障碍：早期脑外伤患者经常会出现大小便功能障碍。

3. 脑外伤的早期康复

脑外伤的康复要贯彻始终，从受伤急性期到恢复期，甚至是终身康复。越早进行康复，将来的预后越好。脑外伤的康复包括卧床期的良肢位摆放、关节活动度训练、翻身、起坐、平衡训练、站立训练、步行训练等，还包括患者语言训练、认知训练、心理辅导等，还包括进食、穿衣、大小便护理、呼吸和皮肤管理等日常生活能力训练。

◇ 脑外伤后早期康复对病人的将来恢复非常重要。

◇ 康复目的是最大限度地提高功能恢复，减少并发症，提高生活自理能力和工作能力。

◇ 对脑外伤病人的康复要有信心，坚持就是胜利。

（1）卧床阶段的良肢位摆放

脑外伤早期常常要有一定的卧床时间，长期卧床会出现一定的肌肉萎缩、关节僵硬变形、骨质疏松、坐起时头晕（体位性低血压）等症状，严重影响将来的功能恢复。床上卧位主要有仰卧位、健侧卧位（健侧肢体在下面）、患侧卧位等。

◇ 病情稳定后要尽量减少卧床时间，防止功能废用。

◇ 卧床时保持正确的姿势非常重要，加强床上运动和护理。

◇ 推荐侧卧位，并且定时翻身、拍背，至少每 2 小时翻身一次。

健侧卧位的正确姿势

健侧卧位是健侧肢体处于下方的侧卧位。病人的头侧放在枕头上，躯干与床面保持近垂直。患侧上肢用枕头垫起不使上肢处于内收位，肩关节前伸角度最好稍大于 90 度，上肢尽可能伸直，手指伸展开。同时用软枕垫起处于上方的患侧下肢，保持在屈髋、屈膝位，足部最好也垫在枕头上，不能悬于软枕的边缘。病人自己难以摆放健侧卧位时，也可以由家属帮助完成。

患侧卧位的正确姿势

患侧卧位时病人的患侧肢体处于下方，这样会有助于刺激、牵拉患侧，减轻肢体的痉挛。病人头稍前屈，躯干后倾，用枕头或被子稳固支撑后背，患侧肩向前方伸展开、肘伸直、手心向上、手指伸展开。健侧上肢则自然放于体侧。患侧下肢髋关节伸展、微屈膝。健侧髋、膝关节屈曲，可放在长软枕上，这会有助于患侧髋关节伸展。患侧卧位有助于患肢伸展，可抑制痉挛，健侧肢体可自由使用。

- 注意，一定要保持患侧肩处于向前屈曲位。

仰卧位的正确姿势

病人头枕于枕头上，脸处于正中位，躯干平展，在患侧肩胛骨下方放一个枕头，使肩部上抬，并使肘部伸直、腕关节背伸、手指伸开。同时在患侧的臀部至大腿下方垫放一个长软枕，目的在防止患侧髋关节外旋，髋关节长期外旋或向外固定后易导致在以后的步行中形成外旋步态。患侧下肢伸展，可在膝下放一小枕头，形成膝关节屈曲。

（2）关节活动度训练

对于卧床病人，应进行维持和改善关节活动范围的练习，这有利于保护关节功能，改善肌肉与软组织的状态，有助于诱发出主动运动，为日后的恢复打下基础。

根据活动形式可分为完全被动活动、部分辅助主动活动和主动活动。一般是从被动活动方式渐发展至主动活动方式，从近端关节到远端关节的顺序训练。关节活动范围练习可每天做2次，每个关节10次左右。

▷ 关节活动度训练手法要轻柔、缓慢。

▷ 活动时要固定关节的一端，活动另一端。

▷ 应在正常关节活动范围内进行，避免引起疼痛。

肩部和肩胛骨的活动

脑外伤后常常出现肩痛、肩关节半脱位、肩手综合征、活动受限等症状，正确的肩关节活动度训练是避免上述问题的前提。

揉肩运动

病人取患侧在上的侧卧位，活动者靠近病人的腹部坐下，稳定住病人的躯干，一手放在病人的肩胛骨上，另一手放在胸大肌上，夹住肩胛部肌，用双手做顺时针的揉肩运动。偏瘫病人常出现肩胛骨上提、旋转、外展活动范围受限。

肩关节屈曲运动

活动者一手握住病人的腕部，另一手握住上臂，保持稳定，向前上方抬起上肢至屈曲90度至180度位，早期肌肉软瘫状态时屈曲90度到129度即可，做至后半程时，注意肩胛骨的协同活动，再从肩屈曲位返回。

▷ 上肢软瘫时动作要轻柔，活动范围要小，以免造成肩关节脱位。

▷ 活动时注意保持手臂伸平。

肩关节外展运动

活动者一手握住病人前臂，另一手注意保护肩关节，向外侧展开上肢，在软瘫时做至90度即可。拟进一步外展时，需同时外旋上臂再外展至180度，肩痛时立即停止。必要时协助肩胛骨活动。

肘关节屈曲与伸展

将病人上肢稍离开体侧，活动者一手握住病人肘关节上部，另一手握住手腕，将肘关节从伸展位活动至屈曲位，然后再从屈曲位活动至伸展位，要伸直腕关节。早期活动注意牵拉肘关节，能有效缓解后期常出现的关节屈曲挛缩。

腕关节背伸

脑外伤病人手腕、手指多呈屈曲位，特别是拇指总是处于屈曲、内收状态，常握于患手拳心内。病人取仰卧位，肩关节外展90度、肘关节屈曲90度状态下，活动者可用一只手握住病人的腕关节，另一只手将病人手指伸直，同时练习腕关节背伸。长期处于掌屈位，不利于肢体的液体回流，易出现水肿、疼痛。

手指关节的活动

病人取仰卧位，肩关节外展90度、肘关节屈曲90度状态下，活动者可用一只手握住病人的拇指指间关节及其根部，另一只手将其余四指伸直，练习拇指展开及其余四指的屈曲伸展，练习时也要背伸腕关节。

髋、膝关节屈曲

病人取仰卧位，活动者一手扶住病人腘窝下方，一手握住患侧足跟，前臂抵住脚掌，使踝关节位于中立位，上抬腿，使髋、膝屈曲，成屈髋屈膝各90度。

踝关节背屈

病人取仰卧位，下肢平放于床，活动者一手扶住病人踝关节上方，一手扶住床面，利用自己的前臂抵住病人的脚掌，将足压向踝背屈方向，可以持续几分钟牵张状态。这样也就在练习踝背屈的同时，有效地牵张了跟腱。注意保护足弓。脑卒中后最易出现足下垂、内翻挛缩，故多练习踝背屈，预防踝关节变形挛缩。

▷ 关节活动度训练开始以被动活动为主，逐渐增加主动活动的成分，后期可以给予抗阻运动，以诱发各关节的主动运动能力。

▷ 对痉挛的肌肉可以采取主动、被动关节活动，持续牵拉数分钟的方式缓解痉挛。

▷ 手腕、手指和踝关节的障碍一般较重，训练应为长期坚持。

（3）感觉刺激训练

脑外伤病人经常存在意识障碍、不清醒、主动运动差等情况，给予适当的感觉刺激有促进觉醒、诱发运动的作用。感觉刺激包括触觉、视觉、听觉、嗅觉、味觉等。可以通过洗澡、翻身、做运动、按摩等给病人以触觉、深感觉刺激；与病人说话、亲情呼唤、听收音机、看电视、看照片等刺激，有一定促醒作用。

（4）简单的动作练习

双手叉握活动患侧肩关节

病人取仰卧位，双手十指交叉，患侧拇指处于上方，掌心相对，双上肢尽可能伸直，由健手带动患手上举过头，即双手叉握上举过头，还可以利用健手带动患侧上肢向患侧转动，然后返回到中间位后，再用健手带动患侧上肢向健侧转动，然后返回中间位。这有利于恢复肩胛带及肩至手指各关节的正常活动范围、缓解肩痛及上肢水肿，也有助于诱发上肢的运动功能。

床上搭双桥练习

病人取仰卧位，双手叉握过头，活动者位于病人的足侧，也可以处于侧方，用双手并拢病人双下肢，屈膝，令病人抬起臀部并保持。

床上搭单桥的练习

病人取仰卧位，双手叉握过头，活动者位于病人的足侧，也可以处于侧方，用双手并拢病人双下肢，屈膝，将健侧下肢搭在患侧膝关节上，令病人抬起臀部并保持。

(5) 翻身起坐训练

长期卧床会出现多种并发症。及时翻身的主要目的是防止出现褥疮。翻身方式可分为被动、辅助和主动的翻身。发病初期肢体无法活动的病人要每 2 小时翻身 1 次。长期卧床的病人也要及时进行翻身。辅助和主动翻身练习的目的是尽量减少辅助量，使病人达到最大程度的自理。能主动完成翻身，是达到主动坐起的基础部分。

从健侧的辅助翻身坐起

令病人将健足插到患足下，辅助者立于健侧床边，一只手托住健侧肩至后背部，另一只手握住患侧膝关节侧上方，用双手扶住病人辅助转身坐起，病人同时用健侧上肢撑起上身，并且用健侧腿将患侧腿带至床下呈床边坐位。

向健侧的独立翻身坐起

令病人将健足插到患足下，令病人翻身至半侧卧位，用健腿将患腿移至床边，垂下小腿，再用健侧肘撑起上身，伸直上肢至床边坐位。

向患侧的辅助翻身坐起

首先将病人移至床边，患侧靠近床沿，将患膝屈曲，小腿垂在床边外。令病人用健手支撑起上身至床边坐位，辅助者辅助躯干抬起。

向患侧的独立翻身坐起

令病人侧移至床边，将健腿插入患腿下，用健腿将患腿移至床边外，使患膝呈屈曲状，然后抬头向患侧旋转并抬起身体，健手撑在患侧成床上坐位，同时摆动健腿下床成床边坐位。

（6）坐位平衡训练

被动坐起：发病后早期初次坐起或长期卧床要坐起时，为避免产生体位性低血压，应采用逐渐增加角度的被动坐起的方法。可先将床头摇起15度至30度，休息3～5分钟，逐渐加大角度，每次增加10～15度，增加坐位时间5～10分钟，争取经过2～3天的练习，在床上坐直达到90度位。当病人可坐直90度并能保持30分钟后，即可开始练习独立坐位及转移动作等。

如果病人在坐起的过程中出现面色苍白、出冷汗、头晕等症状时，应立即恢复平卧位，然后再酌情调小坐起的角度，逐渐增加病人身体耐受力。要注意检查练习前后的血压和脉搏变化。

坐位保持

床上坐位：床上坐位时，病人的髋关节应屈曲至直角，双下肢及躯干伸直（可用枕头叠起，帮助病人躯干呈伸直位），双手叉握伸肘，将手与前臂放在胸前桌子上。

椅坐位：椅坐位时，病人的头、颈、躯干应保持左右对称，躯干伸直，髋、膝、踝关节保持90度屈曲位，臀部坐在椅子后部，双侧臀部应均等负重，小腿与地面垂直。要防止患肩下沉、后撤、髋外展、外旋、内翻。

椅坐位的不良姿势表现为头、颈、躯干不对称，患侧下肢外展、外旋，足下垂、内翻。双侧臀部负重不均。需要及时做出矫正。

坐位平衡训练

偏瘫病人坐不稳或者不能坐，主要是躯干控制及平衡能力下降所致，故需进行坐位平衡的练习。前提是要保证正确姿势，通过不断练习，逐渐提高躯干控制能力，并获得良好的坐位平衡能力。方法是采取椅坐位或床边坐位，训练人员给予病人前后、左右及躯干旋转的推力，训练病人的平衡能力。

（7）站起训练

练习站起前最好具备以下条件，首先需要病人应有稳定的坐位；其次在病人身体向前倾时，病人的上半身及头部能够对抗重力而保持在伸展位；最后病人的髋关节最好有90度以上的屈曲活动范围。

主动站起训练

病人浅坐位，双脚平放地上同肩宽，双手叉握，双肘伸直向前够，头向前，病人在屈曲髋关节的同时身体向前倾，重心移至脚，双膝稍过脚尖，双脚及双腿一起用力，伸展髋、膝关节而站起，然后挺胸、收臀、站直。

辅助下站起

病人取坐位，双手叉握，伸直肘关节，辅助者可站在病人的对面，活动者用自己与病人同样的左膝关节固定病人的左膝部，双手保持病人的双肩，辅助病人身体前倾并抵住病人膝关节，辅助病人抬起身体。通过练习逐渐减少辅助量，直至病人可独立完成。

（8）站立支撑和平衡训练

良好的站立姿势

病人头取中立位，双肩、双髋保持水平，躯干直立，髋、膝关节伸展，双足分开 5 ~ 10 厘米，双侧肢体要平均负重。

立位平衡的练习

初期要进行静态站立练习，令病人双脚平行放置，双下肢均等负重，站稳后可以给病人各向施加适当外力，训练动态平衡能力，活动者站在病人患侧，注意加以保护。

平行杠内患肢负重和迈步练习

利用平行杠进行站立负重练习。病人可用健手扶住平行杠，站在平行杠内，辅助者可在病人的患侧予以辅助，主要是辅助稳住病人的膝关节。也可以在站立的对面放一较大穿衣镜，有利于病人自己观察姿势，及时纠正立姿。重点练习患侧负重，改善关节的控制能力。

(9) 步行训练

步行练习包括迈步练习、使用手杖、助步器及腋拐的步行、使用矫形器的步行等。

脑外伤病人步行训练首先要做好心理准备，要能坐稳、能站起及站稳，同时患腿能迈步、重心转移到患腿、患腿支撑、健腿跟上，才能完成一个步行周期；否则不要急于过早下地走路。训练时辅助者可给以合理的帮助。早期应在平衡杠内步行，逐渐过度到平地步行训练。

平行杠内步行练习多采用3点步行方式。平行杠高度调成与病人的骨盆高度相同。步行中由健侧上肢、健侧下肢和患侧下肢交替移动、支撑体重，其顺序为：平行杠内站立→健侧上肢扶杠→伸出健侧手向前握平行杠→将重心移向健侧→向前迈出患侧下肢（这个过程中由健侧上、下肢负重）→健侧上肢和患侧下肢支撑体重→向前迈出健侧下肢。

平地步行练习

病人取立位，活动者站在病人的背后，用一只手握住病人的患侧髋关节，另一只手握住病人的另一侧肩关节，协助躯干扭动。病人首先迈出患侧下肢，活动者协助病人骨盆旋转及重心移动，病人再迈出健侧下肢。

（10）语言和交流能力训练

对有失语的病人，在没有进行详细的失语症评价之前，应多跟病人交流，让病人得到听、说、读、写的训练。对完全不能口语表达的病人，可用交流板与病人交流，交流板上应画上日常生活中常用的物品、动作、亲属等，让病人用是、不是，或点头、摇头的方式回答问题。

4. 脑外伤的护理

（1）呼吸道和皮肤护理

长期卧床的病人痰不易咳出，容易出现坠积性肺炎，除定时翻身改变体位外，拍背、痰液的体位引流有助于排痰，方法是病人取侧卧位或俯卧位，去掉枕头，使头部略低于背部，护理人员用手掌快速拍打患者背部，从肺底部到气管、口腔的方向连续拍打几分钟，利于痰液咳出。有条件的可以使用雾化吸入的方法稀释痰液。同时多饮水、多吃水果也能使痰液不过于粘稠。

皮肤护理是脑外伤长期卧床病人的重要内容，褥疮是局部皮肤长期受压导致皮肤缺血、坏死、溃烂，多发生在体表骨性标志突出的位置，如骶尾部、髂部、脚后跟、外踝等处。褥疮一旦发生，处理非常麻烦，常常迁延不愈，严重影响患者的功能训练和护理。应加强皮肤护理，定时翻身，皮肤保持清洁干燥，不要在床上拖拽病人，皮肤易损部位用海绵或其他细软物给予保护。

良好的皮肤护理是预防褥疮的关键。

（2）进食训练

正确的进食体位是坐位，身体坐正，下颌略低，食物尽量放在舌后部。一但病人有了一定的坐起能力，就应该坐起来进餐。卧位进餐有时容易呛咳、食物气管误吸。可在进餐用的小餐桌上放一块防滑板，将餐具放在上面，患侧上肢伸展平放在餐桌上，防止患侧上肢下垂，用健手进餐。鼓励病人尽可能独立进餐。

不能坐起时，选择被动坐起进餐姿势。如病人存在吞咽障碍，应进行针对吞咽障碍的练习，冰刺激舌后部、咽后壁对多数吞咽障碍都有效。

（3）大小便护理

多数脑外伤病人有大小便障碍，当病人无自理能力时，可在床上铺一次性的床单、尿垫，方便处理。有尿失禁的男性可接集尿袋或尿壶等，外出时可用纸尿裤等，要注意保持床面干净，局部卫生。尿失禁女性用尿盆或纸尿裤等，小便后清洗会阴部。对大便失禁者要经常清洗臀部及会阴部，保持清洁卫生。白天饮水可多一些，晚上适当控制。为保持大便通畅，可多吃粗纤维蔬菜如芹菜、小白菜等，有利于排便。让病人养成定时大便的习惯（每日 1 次为宜），必要时可备开塞露等药物，以助排便。

5. 脑外伤的预后

脑外伤的预后与当时的受伤情况、早期的救治和是否经过有效的康复治疗有关。较轻的脑外伤可以完全恢复，重新工作。中重度损伤后可能会遗留偏瘫、失语、视听障碍、癫痫以及认知、情感、行为、性格改变，最严重的脑外伤会导致持续植物状态。脑外伤多是年轻人，多年的康复治疗经验告诉我们，年轻脑外伤患者的康复价值更大，经过正规有效的康复治疗，常常会出现一些意想不到的效果。

七、地震中听力损伤的康复与护理

由于听觉器官的大部分包埋在头颅中，因此在地震造成的伤残中，听力损伤往往与颅脑外伤合并存在。这类损伤的早期往往被脑外伤的其他症状所掩盖，不容易被发现。待脑外伤危险期过后，才表现出相应的症状，例如耳鸣、耳聋、眩晕，部分有颞骨骨折的病人会出现面部肌肉的完全或不完全瘫痪。

根据受伤部位的不同，造成听力损伤的种类和对生活的影响也不同。外耳的损伤一般不会造成听力下降。中耳损伤主要是鼓膜破裂和听骨链中断，听力的下降不会超过60分贝，大声说话可以听得见，也能听得清、听得懂。在护理时，注意在耳道口放置消毒棉球，防止灰尘和洗头洗脸水进入耳内，只要不出现感染，鼓膜穿孔大部分可以自动愈合。听骨链的中断日后可以通过手术修复，听力也就随之恢复，不会留下永久性的听力损伤。内耳、听神经和听觉中枢受伤导致听力损伤的主要特征是对言语声分辨能力的下降，伤员能听到人们说话声，但不能分辨其中的意

中国作家
席慕蓉

人的一生应该为自己而活，应该学着喜欢自己，应该不要太在意别人怎么看你，或者别人怎么想你。其实，别人如何衡量你也全在于你自己如何衡量自己！

思。这类听力损伤的康复措施是待听力损失稳定后，通过配戴助听器或植入人工耳蜗补偿已经损失的听力。对于言语没有发育完全的小儿来说，还要及时进行言语康复训练，防止语言障碍的发生。

附录　辅助器具简介

1. 什么是辅助器具

地震过后很多人还会处于恐惧和伤痛之中。我们希望在灾难中遭到不幸、身体导致伤残的人们，早日重拾信心，鼓起勇气面对将来的生活。辅助器具能够有效的帮助残疾人、老年人或暂时性的伤病患者补偿缺失的功能，改善生活状况，减轻家庭负担，正常的参与社会生活。辅助器具包括小到特制的筷子，大到轮椅的各种特别为残疾人设计的产品。辅助器具涉及残疾人生活的方方面面，常用的辅助器具有三千多种。

对于肢残的人来说，安装假肢可以很大程度的代偿身体功能。例如小腿截肢的患者，在安装了合适的假肢之后，从行走的过程中是很难被人看出是否身患残疾的。甚至严重的双大腿截肢，如果假肢安装得当，经过训练以后也可以行走。

盲杖可以帮助盲人出行，语音报时手表、各类语音产品等可以在很多方面让盲人的生活与正常人一样。

截瘫的患者可以借助防褥疮垫和各类失禁用品、取物器、各类可以遥控的辅助器具，进一步的改善生活质量。

轮椅可以代步、助行器和拐杖可以帮助改善行动能力。

很多辅助器具具有补偿功能的作用，这些辅助器具可能会伴随残疾人终身，辅助器具除了将根据年限定期更换外，还需要随着身体情况的改变适当的调整和更新。

2. 辅助器具的分类

残疾人的辅助器具分为 11 个主类、135 个次类和 741 个支类。

11 个主类分别是：

（1）个人医疗辅助器具

（2）技能训练辅助器具

（3）矫形器和假肢

（4）生活自理和防护辅助器具

（5）个人移动辅助器具

（6）家务辅助器具

（7）家庭和其他场所使用的家具及其他配件

（8）通讯、信息和讯号辅助器具

（9）产品和物品管理辅助器具

(10) 用于环境改善的辅助器具和设备，工具和机器

(11) 休闲娱乐辅助器具

更多详细的辅助器具信息可以浏览中国残疾人辅助器具中心网站 www. cjfj. org。

3. 辅助器具能做什么

在这里我们列举几个简单的例子来讲述一下辅助器具的作用。

例如一位截瘫的患者（脊髓损伤部位以下运动和感觉障碍）在各个阶段需要的一些辅助器具。

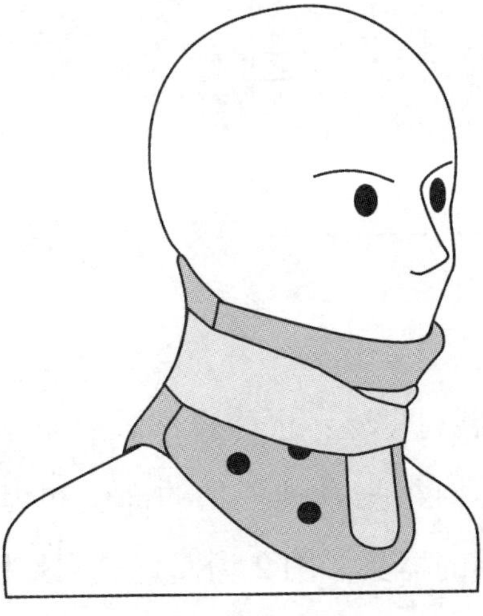

图 1

颈托（图 1）：颈托分为很多种，图 1 的称为费城围领。各类颈托的主要作用是固定颈椎，防止受伤的颈部遭到二次损伤。一般来说这类辅助器具并不能完全的固定颈部，更多的只是起到提示的作用。因此，在使用颈托的过程中患者一定要注意不要过分的活动颈部。

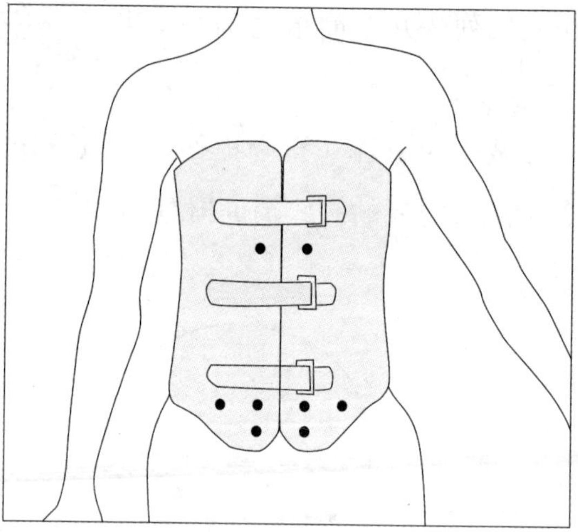

图 2

脊椎固定器（图 2）：也称脊椎矫形器，这类器具也分为很多种，具体要根据脊椎损伤的部位和程度，根据不同的患者选择不同的器具。图 2 为固定式胸腰椎骶矫形器。

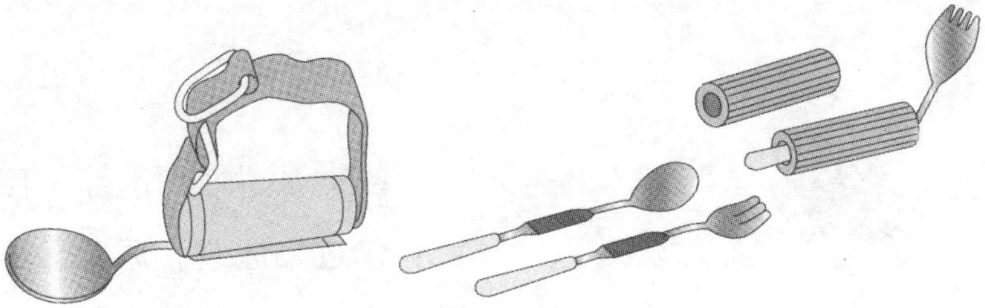

图 3

改造餐具（图 3）：万用套可以直接套入手中，可以置换不同的餐具，方便自行进餐。形状各异的餐具适用于各种原因导致的手部无法使用普通餐具的人。

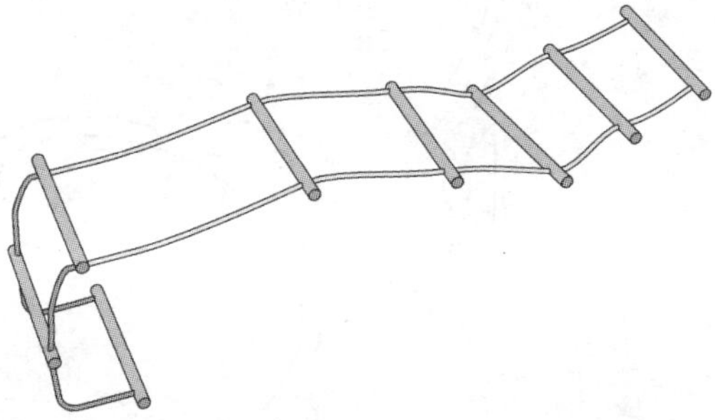

图 4

抓梯（图 4）：用软绳和圆形木棒等材料制成，用于在床上无法自己起身的患者或老年人，使用抓梯后可以自己坐起来。抓梯可以固定在床尾或天花板上。

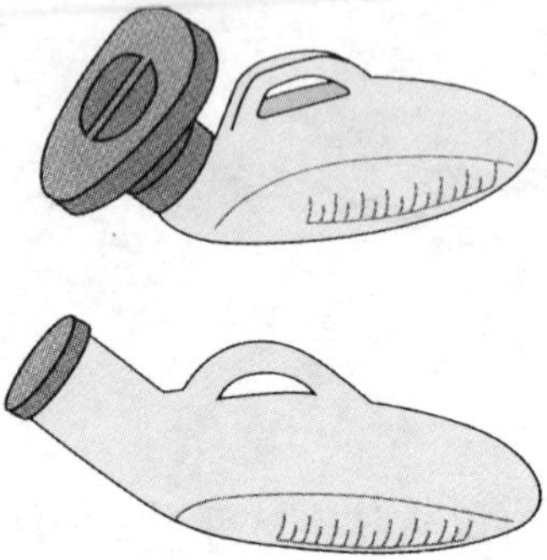

各类尿失禁用品（图5）：包过集尿袋，尿片，导尿管等等产品，可以根据不同的需求而选择。维持基本生存与尊严。

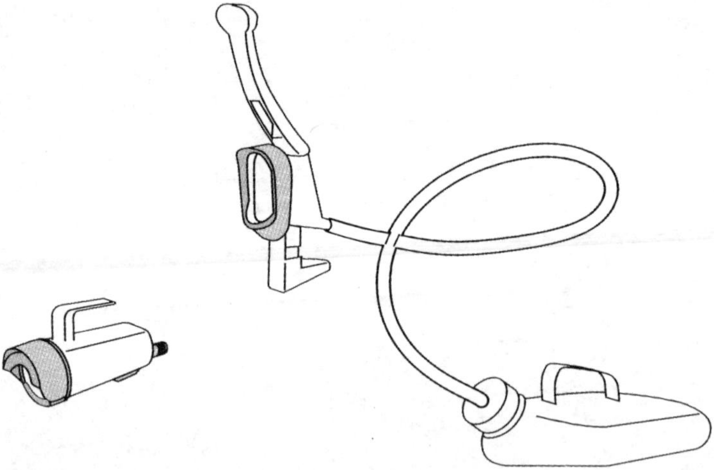

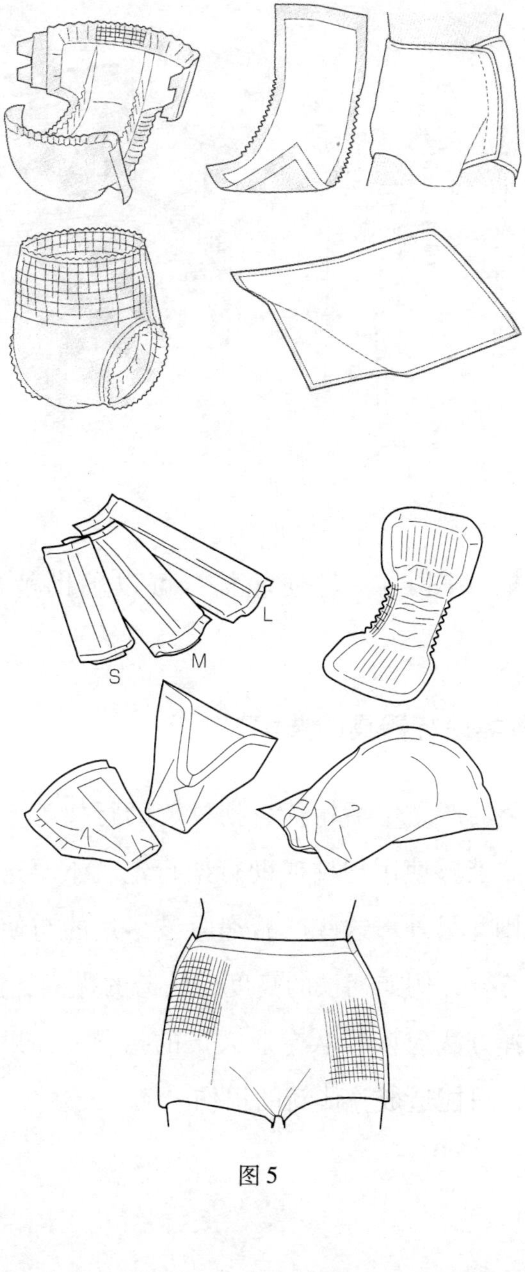

图5

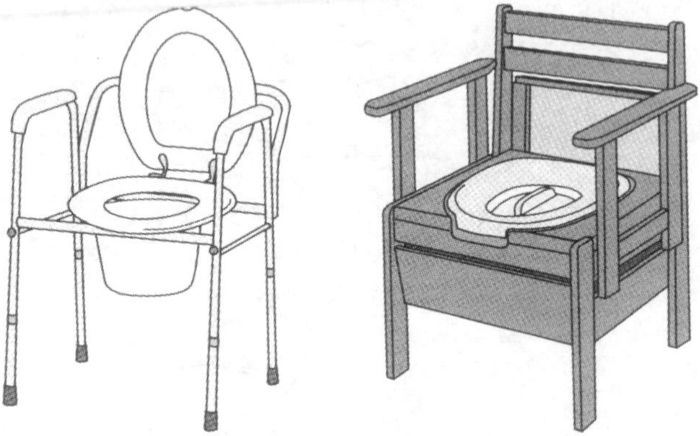

图 6

坐便椅（图 6），坐便轮椅：可以辅助解决入厕的问题。

4. 各类助行器具的选配

助行类的产品包括轮椅、拐杖、助行架等产品。一般应该遵从“能够使用拐杖或助行架行走就不要选择使用轮椅”的原则。另外，这些产品都应该尽量的与使用者的身体状况相符合，例如拐杖的高度、轮椅的样式、宽度等等。具体的选择方法应该听从专业人员的指导。如果使用不适当的产品，可能造成身体新的损伤。

5. 如何获得各类辅助器具

现在全国共有近2000所级别不同的残疾人辅助器具中心（包括残疾人用品用具站），从省级的中心到乡、县级的都可以提供不同程度的各类服务。请到所在地残联咨询。